AF475060

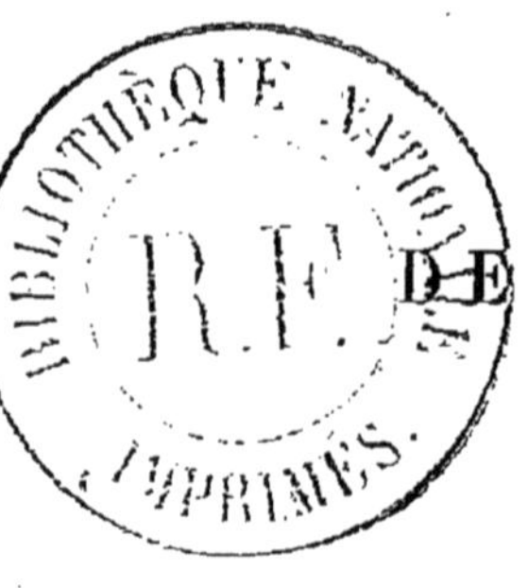

DE L'ÉPIDIDYMITE

BLENNORRHAGIQUE

IMPRIMERIE ROUILLÉ-LADEVÈZE

6, rue Chaude, 6.

DE

L'ÉPIDIDYMITE

BLENNORRHAGIQUE

DANS LES CAS DE HERNIE INGUINALE
DE VARICOCÈLE
OU D'ANOMALIES DE L'APPAREIL GÉNITAL

Par le Dr LEDOUBLE

Chef des travaux anatomiques à l'École de Médecine de Tours
Ancien interne des Hôpitaux et de la Maternité de Paris
Lauréat de la Faculté
Membre de la Société Anatomique et de la Société d'Anthropologie
Secrétaire-adjoint de la Société Médicale
Et de la Société protectrice de l'enfance d'Indre-et-Loire, etc., etc.

Travail présenté au Congrès scientifique de Paris
(ASSOCIATION FRANÇAISE POUR L'AVANCEMENT DES SCIENCES).
Session de 1878. — *Séance du* 23 *août.*

TOURS

IMPRIMERIE ROUILLÉ-LADEVÈZE

6, RUE CHAUDE, 6

1878

TRAVAUX DE L'AUTEUR.

Ouvrages :

Leçons cliniques sur les fractures de jambe, faites au mois de janvier 1875, par M. le professeur RICHET, recueillies, rédigées et publiées par MM. L. GARNIER et A. LEDOUBLE, internes des hôpitaux. In-8° de 68 p. (Paris, 1875, chez Adrien Delahaye, libraire-éditeur). Prix. **2 fr. 50**

Du Kleisis génital et principalement de l'occlusion vaginale ou vulvaire. Th. inaug. (Travail récompensé par la Faculté de médecine de Paris). In-8° de 250 p. Paris, 1876 (*Même librairie*). Prix. **6 fr.**

Essai sur la pathogénie et le traitement des hémorrhagies de la paume de la main. In-8° de 110 p. Paris, 1877 (*Même librairie*). Prix. **3 fr.**

Articles de journaux.

Empyème avec tumeur des lombes simulant un anévrysme de l'aorte (*Gazette des hôpitaux*, 1870).

Epithéliome lobulé de la lèvre supérieure, en commun avec M. CHAMBARD, préparateur d'histologie au Collège de France (*Progrès médical*, 1875).

Exostose de développement du fémur, en commun avec M. CHAMBARD (*Même journal*, 1875).

Hypertrophie mammaire double (*Même journal*, 1875).

Lymphadénome du cou, de la poitrine, des aisselles, sans engorgement des ganglions sous-diaphragmatiques, en commun avec M. le docteur GARNIER (*Même journal*, 1876).

Colpokleisis pour une fistule vésico-vaginale compliquée (*France médicale*, 1876).

Infiltration sanguine considérable des membres inférieurs, ecchymoses cutanées, purpura coïncidant avec une suppression menstruelle (*Annales de gynécologie*, 1877).

De la fièvre intermittente régulière chez les enfants nouveau-nés (*Même journal*, 1877).

Lymphadénome du testicule (*Tribune médicale*, 1877).

Du rhumatisme traumatique (*Même journal*, 1877).

De la cessation des hémorrhagies de la main après l'application de l'éponge préparée (*Même journal*, 1877).

Amputation de la cuisse droite à l'âge de 19 ans. — Atrophie du pli de passage de la deuxième circonvolution frontale horizontale gauche à la marginale antérieure, en commun avec M. le docteur VIOLLET, professeur suppléant à l'École de médecine de Tours (*Même journal*, 1877).

Du zona cervical (*Même journal*, 1878).

De l'influence de la contraction musculaire sur la migration des aiguilles à travers les tissus de l'économie (*Union médicale*, 1878).

Aphasie avec ramollissement du pli sourcilier de la troisième frontale horizontale droite, en commun avec M. VIOLLET (*Tribune médicale*, 1879).

Publications diverses.

De l'auscultation de l'ovaire dans les kystes ovariques (Association française pour l'avancement des sciences. — Congrès du Hâvre. — Session de 1877).

INTRODUCTION.

Ars medica tota est in observationibus.
(BAGLIVI.)

L'orchite blennorrhagique est une maladie qui présente encore bien de l'inconnu. Sa pathogénie est discutée; les accidents locaux qu'elle provoque à longue échéance sont incertains; son siège de prédilection, à droite ou à gauche, indéterminé.

Dans cet essai, notre intention n'est pas de traiter la question de l'orchite blennorrhagique sous toutes ses faces, mais simplement de rechercher si la théorie que nous avons adoptée se trouve suffisamment justifiée dans tous les cas.

C'est au lit du malade que l'idée de ce travail nous est venue à l'esprit.

Voici comment j'ai été amené à écrire ces quelques pages :

En 1874, j'étais interne à l'hôpital du Midi ; chaque jour j'étais à même de traiter un grand nombre d'individus atteints d'orchites blennorrhagiques. Après quelques semaines de séjour dans cet établissement, je collationnai les observations que j'avais recueillies ; elles me montrèrent que *dans les cas de hernie inguinale, de varicocèle ou d'anomalies du testicule, l'épididymite survenant dans le cours d'une blennorrhagie a lieu presque invariablement du côté de la hernie, du varicocèle ou de l'anomalie testiculaire.*

Je résolus d'éclaircir ce point de pathologie, et je me mis à examiner très consciencieusement tous les malades qui entrèrent dans le service. C'est assez dire le nombre de scrotums que j'ai explorés ; — ces examens répétés confirmèrent ma manière de voir.

Je ne me déclarai pas encore satisfait ; je compulsai la collection complète des bulletins de l'hôpital du Midi, et en présence de la multiplicité et de l'unanimité des observations prises par les anciens internes, mes prédécesseurs, je me vis forcé d'admettre que ce que j'avais entrevu n'était que l'expression exacte de la vérité.

Depuis quatre ans, j'ai continué mes investigations sur le même sujet, à l'Hôtel-Dieu de Paris, à l'hôpital de Tours, dans ma clientèle ; partout j'ai obtenu des résultats concordants.

J'aurais pu me borner à ces recherches ; j'avais entre les mains assez de documents pour établir une statistique de quelque valeur ; je n'ai pas cru devoir le faire. Si mon travail y eut gagné en originalité, il y eut perdu en unité et en cohésion ; il eut été incomplet. C'est pourquoi on trouvera ici, en même temps que ce qui a été étudié spécialement par moi, l'état actuel de la médecine sur les questions qui ont trait à l'inflammation blennorrhagique des voies séminales dans les cas d'anomalies.

Cette monographie aura donc l'avantage d'ajouter un fait nouveau à ceux déjà connus, ce qui doit être le but de toute publication, et d'éviter la recherche de mémoires épars dans mille sources plus ou moins accessibles aux praticiens.

Au point de vue bibliographique, je crois n'avoir fait aucune omission importante ; du reste, le rôle du chercheur n'est pas celui du compilateur, et si nous avons indiqué les travaux publiés avant nous, c'est moins pour les classer que pour les opposer au nôtre.

Notre brochure n'est pas une œuvre didactique. C'est, avant tout, un résumé d'observations ; elle ne contient que ce qu'elles contiennent, et dans les commentaires et les conclusions obligées, ces observations ont été nos seuls guides.

Pour qu'une étude soit fructueuse, il faut étudier à nouveau, et ne consulter les devanciers que comme moyen de contrôle. Encore, à ce moment, notre opinion devrait-elle être déjà presque assise, car il nous est facile de voir avec les yeux d'autrui, ce qu'autrui a cru voir, et c'est ainsi que s'accréditent, se transmettent et se perpétuent de génération en génération les erreurs de la science.

Nous devons à la gracieuse libéralité de notre ancien maître, M. le docteur Horteloup, un grand nombre d'observations inédites, du plus grand intérêt, prises dans son service depuis notre départ de l'hôpital du Midi. Qu'il nous permette de lui exprimer toute notre reconnaissance.

Je profite aussi de cette circonstance pour adresser mes remerciements à mon ami le docteur Garnier, ancien interne très distingué des hôpitaux de Paris.

Malgré les ennuis, les fatigues, les labeurs des concours pénibles qu'il vient de subir, je l'ai trouvé prêt à m'obliger. Il m'a communiqué des extraits d'ouvrages très-importants. Comme toujours, ce n'est pas en vain que j'ai fait appel à son zèle et à son dévouement.

DIVISION DU SUJET.

Avant de commencer, il convient d'exposer le plan que nous avons suivi.

Notre travail comprend trois chapitres.

Dans le Ier, nous nous occupons de la pathogénie de l'orchite blennorrhagique, lorsque le testicule est dans le scrotum et a sa direction accoutumée. On ne s'étonnera pas de trouver, dans un ouvrage de tératologie pathologique, quelques lignes consacrées au mode de génèse de l'épididymite blennorrhagique survenant lorsque l'appareil génital est normal. Comment décrire d'une façon rationnelle et scientifique, la manière dont se produisent les maladies d'un organe mal développé, si on ignore comment elles surviennent chez l'homme bien conformé !

Dans le chapitre II, nous passons en revue les anomalies des organes génitaux. Il faut connaître l'anatomie avant d'étudier la pathologie. Nous avons négligé de traiter des anomalies du testicule dans leurs rapports avec l'hermaphrodisme. Nous avons bien vu deux individus hermaphrodites à la clinique de M. le docteur Mallez, mais, l'un et l'autre étaient sains, et les notes que nous avons recueillies à leur sujet n'eussent pu trouver place dans notre dernier chapitre.

Dans le chapitre III, nous espérons prouver que dans s cas de hernie inguinale, de varicocèle ou d'anomalies ı testicule, l'épididymite survenant dans le cours une blennorrhagie siège presque invariablement du ›té de la hernie, du varicocèle ou de l'anomalie testiılaire. A nos observations et à celles qui nous ont été ›mmuniquées, nous avons ajouté celles trouvées dans s auteurs ; elles corroborent notre opinion. — Nous ıchons d'expliquer cette localisation de l'épididymite lennorrhagique du côté d'une hernie, d'un varicocèle ı du testicule anormal. — Enfin, après un exposé assez ›ng de symptomatologie destiné à éviter de graves ·reurs de diagnostic aux praticiens, nous abordons la uestion du traitement. Nous n'avons pas perdu de vue u'une application pratique doit être le but final de ›ute idée théorique, et que la médecine est avant tout art de guérir.

Des conclusions résument les points capitaux de cette ıonographie.

CHAPITRE PREMIER.

PATHOGÉNIE DE L'ORCHITE.

Comment l'inflammation blennorrhagique se propage-t-elle de la muqueuse uréthrale à l'épididyme ? Telle est la première question que nous avons à résoudre. Question longtemps agitée, longtemps débattue et qui est loin d'avoir reçu une solution définitive. Le mode de genèse de l'inflammation de l'épididyme est encore aujourd'hui un des points les plus obscurs de l'histoire de l'orchite blennorrhagique. Cette obscurité tient à deux causes : d'une part, aux théories aussi nombreuses que contradictoires qui ont été émises ; d'autre part, à l'acharnement avec lequel chacun des auteurs a défendu l'explication qu'il avait donnée à l'exclusion de celle des autres.

Les théories proposées sont les suivantes :

L'orchite serait due
à la migration du pus,
à l'extension de la phlegmatie uréthrale,
à la sympathie,
à l'absorption du principe blennorrhagique,
à la rétention du sperme dans les voies séminales.

Avant d'exposer chacune de ces théories, que l'on nous permette de dire ce qu'il faut entendre par les expressions d'*orchites métastatiques* que l'on ne voit pas figurer dans cette énumération et que tous les auteurs emploient à loisir.

L'exclusion du terme métastase dans notre classification tient au peu de clarté de ce mot.

Le mot *métastase* (μεθιστημι, je change de place) sert à désigner le déplacement d'une maladie qui cesse ou diminue dans une partie du corps pour se montrer dans une autre (1); pour l'orchite cela est inexact dans nombre de cas (2).

Bien que le point de départ ne fut pas absolument vrai, comme en médecine l'hypothèse a toujours marché à côté du fait, chacun des systèmes qui, à tour de rôle ont prévalu en pathologie générale, a fourni une interprétation.

La théorie, la première en date, est la théorie humorale. Elle explique le changement dans la maladie par le transport de la matière morbifique dans un lieu dif-

(1) *Dictionnaire Nysten*, art. *Métastase.* — *Nouveau dictionnaire de médecine et de chirurgie pratiques*, t. XXII, p. 410, art. *Métastase,* par Fernet, Paris, 1876.

(2) Jamais l'écoulement blennorrhagique n'a entièrement cessé au moment de l'apparition de l'orchite, tout au plus a-t-il diminué; encore le fait n'est-il rien moins que constant.

Chez 73 malades atteints d'orchite, observés par Gaussail, 67 fois l'écoulement diminua (Gaussail, Mémoire sur l'orchite blennorrhagique. — *Arch. gén. de méd.*, 1831).

Chez 81 malades examinés par M. Aubry, 58 fois l'écoulement devint moins abondant (Aubry, *Recherches sur l'épididymite blennorrhagique.* — *Arch. gén. de méd.*, mai 1841).

M. d'Espine donne une classification plus précise : dans 6 cas sur 29, la blennorrhagie ne subit aucune modification au début de l'orchite; dans 22 autres, il fut modifié en plus ou en moins (d'Espine, Mémoire analytique sur l'orchite blennorrhagique. — *Mémoires de la Société médicale d'observation,* t. I, p. 494).

D'un autre côté, Hunter dit avoir vu des sujets chez lesquels le flux blennorrhagique était devenu plus abondant après le gonflement du testicule, et d'autres chez lesquels l'orchite étant survenue après la disparition de l'écoulement, celui-ci réapparut et dura le même temps

férent de celui qu'elle occupait primitivement. Ici, la matière transportée était l'humeur blennorrhagique, les moyens de transport, les conduits séminifères, le lieu du transport, le testicule. Avec elle, l'*orchite métastatique* est l'orchite par migration du pus.

Puis vinrent les longues discussions des solidistes et des humoristes, et alors la métastase ne consista plus dans un transport des humeurs, mais dans le déplacement de l'irritation dont une partie de l'économie est le siège, irritation qui se porte sur une autre partie. « Comment a lieu ce déplacement et quel rapport existe-t-il entre l'act morbide primitif et l'act morbide secondaire ? » On invoque la sympathie. — Pour les solidistes, l'*orchite métastatique* fut une orchite sympathique.

Enfin, dans ces derniers temps, M. de Castelnau (1), Vidal (de Cassis) (2) et plus récemment M. Fournier (3)

que l'inflammation testiculaire. (Hunter, *Treatise on the venereal disease*, in-4°, p. 55.)

Curling, Rollet, Fournier, ont vu l'écoulement aussi abondant après l'orchite.

Voici le résultat d'une statistique faite par nous à l'hôpital du Midi, sur 111 cas observés : 85 fois l'écoulement diminua lorsque l'orchite apparut.

17 fois il resta aussi abondant au début de l'inflammation testiculaire et diminua en même temps qu'elle.

2 fois il resta aussi abondant au début de l'inflammation testiculaire et diminua après elle.

2 fois il resta aussi abondant au début de l'inflammation testiculaire et augmenta après elle.

5 fois il augmenta au début de l'orchite.

(1) H. de Castelnau, *Annales des maladies de la peau et de la syphilis*, t. I, 1844.

(2) Vidal, *Traité de pathologie externe*, 5e édition, t. V, p. 153, Paris, 1861.

(3) Fournier, *Nouveau dictionnaire de médecine et de chirurgie pratiques*, t. V, p. 213. Paris, 1866, art. *Orchite*.

ont essayé de remettre en honneur la vieille théorie humorale avec cette réserve : que ce serait la cause blennorrhagique et non pas l'humeur qui serait transportée. Ce transport n'aurait plus lieu par les vaisseaux séminifères mais par les vaisseaux de la muqueuse uréthrale, et de cette entrée du principe blennorrhagique dans l'économie pourrait plus tard résulter des désordres locaux. Ils invoquent à l'appui de leur manière de voir les cas où les articulations, les gaînes tendineuses, les bourses muqueuses ont été prises d'arthrites, de synovites ou de fluxions sans que l'on pût invoquer une extension de l'inflammation, la sympathie ou la migration du pus. La dernière signification de l'*orchite métastatique* a été orchite par absorption du principe blennorrhagique (1).

On voit donc qu'à part l'orchite par irradiation inflammatoire et l'orchite par rétention du sperme dans les voies séminales, le nom d'orchite métastatique a été donné, suivant les époques, à chacune des autres variétés d'orchites.

Voulant éviter toute confusion, voilà pourquoi nous nous sommes gardé et nous nous garderons encore d'employer l'expression de métastase.

Théorie de la migration du pus.

L'orchite est-elle due au passage de l'humeur blennorrhagique dans les conduits vecteurs du sperme et à son transport jusqu'à l'épididyme ?

Cette doctrine est la plus ancienne, elle a régné pendant si longtemps en maîtresse dans la science, qu'elle

(1) Certains auteurs attribuent à une intoxication pyohémique chronique les accidents rhumatismaux qui compliquent la blennorrhagie. Nous discuterons cette théorie et son homologue en leur lieu et place.

est devenue vulgaire et qu'elle est restée à l'état de préjugé vivace. Les gens du peuple disent encore que l'orchite est une chaudepisse *tombée dans les bourses.*

On pouvait autrefois supposer que l'inflammation pouvait s'établir dans les testicules à peu près comme dans les ganglions lymphatiques, c'est-à-dire par la rétrocession ou par la progression de quelques parcelles irritantes allant de proche en proche, de l'urèthre jusqu'à l'épididyme, sans enflammer notablement le conduit qui les transporte ; aujourd'hui, que l'on connaît mieux l'anatomie et la physiologie de l'appareil génital, cette interprétation tombe d'elle-même, l'analyse scientifique en a fait bonne justice.

Nous avons entrepris, à l'amphithéâtre de l'hôpital du Midi, un certain nombre d'expériences destinées à prouver l'impossibilité matérielle de la pénétration dans les canaux éjaculateurs d'un liquide injecté avec force dans l'urèthre, et à *fortiori l'impossibilité de la descente du pus dans les bourses.* Avant de faire connaître le résultat de nos recherches, on nous permettra de résumer en quelques mots l'anatomie et la physiologie des organes génitaux. Cet exposé sommaire est indispensable pour se rendre bien compte des obstacles apportés par la nature à la pénétration d'un liquide dans les voies séminales.

Les conduits éjaculateurs s'ouvrent dans la portion prostatique de l'urèthre, de chaque côté de l'extrémité antérieure du véru-montanum. A ce niveau ils sont séparés l'un de l'autre par l'utricule prostatique. Leur orifice, très petit, a la forme d'une ellipse allongée. Lors de l'éjaculation, ces conduits se dilatent subitement, remplissent l'infundibulum que leur présente la prostate, et effacent la cavité de l'utricule par le rapprochement de ses parois. Dans l'état habituel, ce sont ces canaux qui s'affaissent, tandis que l'utricule se laisse dilater peu à peu par le liquide qu'il secrète. Quand les canaux se remplissent, l'utricule se vide, et réciproquement : il existe donc entre ces deux parties une sorte d'antagonisme.

En définitive, l'utricule prostatique n'est qu'un espace que la nature a ménagé entre les deux conduits éjaculateurs pour leur permettre une libre et facile dilatation au moment de l'éjaculation, et en dehors de l'éjaculation, pour les fermer à leur origine en les comprimant tant sur leurs parois qu'à leurs ouvertures.

Quant au mécanisme en vertu duquel l'utricule ne verse pas incessamment son produit de sécrétion dans l'urèthre, l'anatomie nous en donne une raison péremptoire. L'embouchure de l'utérus mâle (1) est pincée entre deux faisceaux de fibres musculaires lisses qui se fusionnent en avant sur la ligne médiane pour constituer le véru-montanum. Ainsi adossées l'une à l'autre les deux lèvres de cette embouchure permettent au liquide sécrété de séjourner dans la cavité de l'utricule. Celui-ci ne se débarrasse de son contenu que lorsqu'il devient trop abondant ou qu'une double colonne de sperme se précipitant dans les conduits éjaculateurs, le comprime de chaque côté. En dehors de l'éjaculation, l'utricule ne se débarrasse jamais de la totalité du liquide qu'il contient, mais simplement de celui en excès, de sorte que la compression des canaux éjaculateurs n'est pas intermittente, comme on pourrait le croire. Weber avait comparé à juste titre l'utricule prostatique à la vessie. Il se passe en effet ici quelque chose d'analogue

(1) E. Geoffroy Saint-Hilaire, *De l'analogie entre l'utérus et les vésicules séminales.*

à ce qui se produit dans certaine rétention d'urine, une excrétion par regorgement. Le sphincter de l'utricule prostatique, comme le sphincter vésical, ne laisse passer que quelques gouttelettes de liquide qui sont bientôt remplacées (1).

La compression des canaux éjaculateurs non-seulement est continue, mais encore, avons-nous dit, a lieu sur une certaine étendue. La disposition de l'utricule prostatique rend aussi très bien compte de cette dernière particularité. L'utricule est constituée par une ampoule à laquelle fait suite un canal situé au-dessous du véru-montanum, canal qui vient s'ouvrir sur la partie la plus antérieure de la crête urèthrale. Le diamètre

(1) Depuis que ce travail est commencé, les connaissances acquises sur la structure du canal de l'urèthre sont devenues plus complètes. Tandis que M. Sappey croit encore que le veru-montanum est constitué par des fibres musculaires lisses qui se dédoublent au niveau de l'utricule, MM. Ch. Robin et Cadiat affirment que cette saillie est formée de fibres élastiques qui s'écartent et entourent la poche utriculaire. Notre ancien collègue et ami Cadiat nous a montré des préparations qui nous ont semblé très-concluantes. (Voir : Ch. Robin et Cadiat, *Journal de l'anatomie et de la physiologie*, 1874, p. 599, et 2e art. *Sur la constitution des muqueuses de l'utérus mâle, des canaux déférents et des trompes de Fallope; ibid.*, no janvier et no mars 1875, p. 83 et 106).

Si nous n'avons pas modifié notre rédaction, c'est que malgré ces deux opinions, nos conclusions ne sont pas changées. Dans le premier cas, l'occlusion du col de l'utérus mâle par des fibres musculaires est un *phénomène actif;* son obturation par les fibres élastiques est un act *physique, un phénomène passif*. Elle est la conséquence de l'état de tension permanente dans laquelle se trouvent ces fibres par suite de leur continuité en arrière avec celles du veru-montanum, en avant avec celles qui tapissent la couche amorphe sous-épithéliale de la muqueuse.

Ajoutons que d'après M. Frey, le veru-montanum est formé par un tissu élastique traversé par des faisceaux de fibres cellules contractiles. (Frey, *Traité d'histologie*, 2e édit. française, p. 53).

longitudinal de l'utricule prostatique étant d'environ un centimètre, la compression des canaux éjaculateurs a lieu dans toute son étendue ; (1) elle est assez forte puisque, sauf au moment de l'éjaculation, l'utricule est toujours à l'état de tension; elle est aussi énergique superficiellement que profondément, puisque c'est dans la portion ampullaire de l'utricule que doit s'accumuler la plus grande quantité de liquide sécrété.

Les conduits éjaculateurs et l'utricule prostatique destinés à accomplir une série de mouvements n'adhèrent pas à la prostate. Henle a décrit autour de leur membrane propre une couche de tissu érectile dont la composition rappelle celle du corps spongieux de l'urèthre, et qui remplace une tunique musculeuse. Grâce à cette disposition, l'utricule prostatique et les conduits éjaculateurs deviennent contractiles et mobiles au milieu du tissu de la prostate qui les entoure (2).

On ne saurait mieux comparer au point de vue fonctionnel, l'action de l'utricule sur les canaux éjaculateurs qu'à celle exercée sur la muqueuse nasale par les pelotes à tamponnement introduites dans les narines dans les cas d épistaxis inquiétants. La pelote et le tube qui la précède, vides d'air ou de liquide, sont placés sans difficulté, puis lorsque l'on insuffle ou que l'on injecte de l'eau, le renflement olivaire ou piriforme à peine sensible à l'état de vacuité, prend un développement considérable et en comprimant fortement les vaisseaux de la muqueuse, arrête l'hémorrhagie.

Les vésicules séminales qui font suite aux canaux éjaculateurs sont des réservoirs qui sont plus ou moins

(1) Ce qui fait à peu près la moitié de la longueur de ces canaux, qui mesurent tout au plus 15 à 20 millimètres.

(2) Consulter Sappey, Cruveilhier, Henle, Kolliker, Kobelt, Ch. Robin et Cadiat, *loc. cit.*

remplis par leur produit de sécrétion et par le sperme qui s'y est accumulé dans l'intervalle de deux éjaculations (1).

Les canaux déférents assez régulièrement rectilignes, mesurent à peine 1/3 de millimètre de diamètre, sauf à leurs extrémités où ils sont un peu plus larges et où ils décrivent un grand nombre de flexuosités. A 7 centimètres des vésicules séminales, ils s'élèvent verticalement dans le bassin en longeant les parois latérales de la vessie. Ils sont parcourus incessamment par le sperme dont la sécrétion, comme on le sait, est continue.

Ces notions d'anatomie démontrent déjà l'impossibilité de la pénétration du pus en dehors de l'éjaculation. Sauf à ce moment précis, les orifices uréthraux des canaux éjaculateurs sont toujours hermétiquement fermés, leurs parois sont accolées dans l'étendue de un centimètre, et leur cavité, ainsi que celle des vésicules séminales, est plus ou moins remplie de sperme et d'autres produits de sécrétion destinés à être chassés pendant la copulation.

C'est pourquoi l'hypothèse de la pénétration du pus en dehors de l'acte de l'éjaculation spermatique a été abandonnée, et la migration regardée seulement comme pos-

(1) Pour Rondelet, qui a découvert les vésicules séminales, ces organes seraient de simples réservoirs et non des glandes annexes.

Pour d'autres, les vésicules séminales seraient une glande annexe et non un réservoir; opinion basée sur l'examen de leur muqueuse, qui présente de nombreux enfoncements et des saillies, des alvéoles en un mot, comme toute surface qui tend à se multiplier pour produire une sécrétion. De plus, cet organe n'est pas indispensable ; il manque dans plusieurs espèces animales, et notamment chez le chien. (Hunter).

L'opinion mixte, celle que nous adoptons, rallie la majorité des physiologistes.

sible, si le malade se livre au coït. Pendant l'excrétion du sperme, disent certains physiologistes, les canaux éjaculateurs sont béants ; pourquoi l'humeur blennorrhagique ne s'engagerait-elle pas dans les voies séminales largement ouvertes ? Pour expliquer cette entrée, ils ont même fait intervenir les forces qui, mises en jeu, font circuler le liquide prolifique : le vis-a-tergo, la capillarité, la contraction musculaire. Bien que l'orchite blennorrhagique ait été observée chez des malades qui se sont abstenus de rapports sexuels pendant toute la durée de leur écoulement, voyons, pour plus ample démonstration ce qu'il faut penser de la théorie de la migration du pus ainsi restreinte, et pour cela étudions d'une manière précise la physiologie de l'appareil génital.

Au moment du coït, sous l'influence des excitations génitales, le sperme sécrété en grande abondance, grâce à la congestion du testicule, est chassé avec force par la contraction des muscles de la glande et du tissu musculaire périphérique. Les muscles glandulaires sont nombreux. Au niveau du *rete vasculosum testis*, les canaux séminifères s'entourent, à mesure que leur calibre s'accroît, d'une couche circulaire de fibres lisses; celle-ci est renforcée dans le corps de l'épididyme par deux autres couches longitudinales situées l'une en dedans, l'autre en dehors d'elle (1). Au-dessus du niveau du bord supérieur du testicule, M. Marc-Sée a démontré l'existence d'une couche musculaire de la vie organique dirigée transversalement, terminaison de celles qui entrent dans la composition du cordon et que Henle

(1) Henle décrit seulement des fibres annulaires autour des canaux séminifères de l'épididyme.

désigne sous le nom de *cremaster Interne*. D'après M. Rouget, cette tunique musculaire interne envoie non-seulement des faisceaux sur l'albuginée, mais aussi dans les cloisons du testicule. Les muscles périglandulaires sont le dartos et la tunique érythroïde.

La contraction de ces muscles est fort importante ; l'impuissance et surtout l'infécondité dans les cas de cryptorchidie ont été rapportées par Godard au défaut de secousses de la part d'une tunique musculaire. Lorsque le testicule est dans le scrotum, les contractions qui sont évidentes, excitent, accélèrent la circulation dans la glande et par cela même augmentent la sécrétion (1).

Le calibre de l'épididyme qui reçoit tous les canaux spermatiques est de beaucoup inférieur à celui de ces canaux réunis, ce qui accélère notablement la progression du sperme. On reconnaît les deux lois de Poiseuille sur l'écoulement d'un liquide à travers les tubes de petit diamètre : — *Les quantités écoulées sont entre elles comme la quatrième puissance des diamètres des tubes; elles sont en raison inverse de la longueur de ces tubes*. Or, les tubes séminifères, vu *leur nombre* et *leur disposition en réseau* à leur terminaison (*rete vasculosum testis*) (2) représentent des canalicules *très longs* et *très petits*, conditions favorables pour retarder le cours du sperme dans la glande, et en hâter la progression dans les conduits excréteurs. Cette lenteur de la circulation dans la glande

(1) Godard, *Études sur la monorchidie et la cryptorchidie chez l'homme*. — *Mémoires de la Société de biologie*, Paris, 1856.

(2) Le nombre des canalicules serait de 840 (Lauth) à 1,100 (Sappey). Tous les canalicules placés bout à bout représenteraient une longueur de 850 mètres (Sappey), 583 mètres (Lauth), 1,574 mètres (Monro). La longueur de chaque tube isolé est, selon M. Sappey, de 75 à 80 centimètres.

était indispensable pour que le liquide eut le temps d'acquérir ses propriétés fécondantes, quant à la rapidité du courant dans l'épididyme, elle est la conséquence d'une disposition anatomique bien coordonnée. En hydraulique, il est prouvé que tout courant s'accélère lorsqu'il passe d'un espace plus large dans un espace plus étroit; d'autre part que lorsqu'un tronc collecteur se divise, la somme des lumières de ses deux branches est toujours plus forte que la lumière du tronc primitif. La conséquence pratique découle d'elle-même. Les canalicules séminifères forment le lac du torrent spermatique la source à laquelle fait suite des orifices étroits propices à la rapidité et à la force de l'excrétion (1).

Un détail sur lequel on s'appesantit à peine, et auquel j'attache une certaine importance, est l'ascension du testicule vers l'anneau pendant le coït. Il en résulte une diminution de longueur de la portion verticale extra pelvienne du cordon, une multiplication et une amplification des flexuosités qu'il décrit vers la queue de l'épididyme. Le déplacement du testicule pendant la copulation est brusque, il est dû à la contraction du muscle cremaster ; alors le testicule est assez près de

(1) Voy. pour la durée de la formation du sperme dans le testicule de l'homme, le travail de A. Dieu (*Journal de l'Anat. et de la Physiologie*, 1867, p. 449);

Pour l'étude du sperme chez l'adulte, les traités classiques ; pour l'étude du sperme chez le vieillard, l'article de Duplay (Recherches sur le sperme des vieillards, *in Arch. gén. de médecine*, Paris, 1852).

Pour une étude complète des deux théories de la Génèse des spermatozoïdes, l'ovule mâle et le spermatoblaste :

Frey, *Traité d'histologie et d'histochimie*, 2e édit. française. Paris, 1877, p. 647 et 648.

Farabeuf, *De l'épiderme et des épitheliums*, Th. d'agrég. Paris, 1871, p. 108.

Mathias Duval, *Société de biologie*, novembre 1878.

l'orifice du canal inguinal et ses enveloppes restent pendantes au-dessus de lui. Lorsque cette action devient trop énergique, le testicule peut entrer dans le canal. Arnaud fait mention d'un jeune conseiller au Parlement dont les deux glandes remontaient dans le canal pendant les rapprochements sexuels. Salmuth a connu un individu chez lequel ils seraient même remontés dans l'abdomen. Godard et H. Larrey rapportent des cas identiques.

Ce raccourcissement du canal déférent dans sa portion extra pelvienne, l'augmentation du nombre et de l'amplitude de ses flexuosités d'origine, favorisent singulièrement la montée du sperme. Cette ascension eut été plus difficile, sinon impossible dans un conduit vertical, rectiligne et très long.

Le canal déférent a la même texture dans tout son parcours ; il est composé de trois tuniques, dont une, la tunique moyenne, musculeuse, hâte la marche du sperme par ses contractions vermiculaires. Ce n'est pas tout, dans le court trajet où le liquide chemine contre les lois de la pesanteur, une série de couches musculeuses entourent le canal déférent, et accroissent ou suppléent une contractilité qui eut pu être insuffisante. (*Cremaster externe, cremaster interne.*)

A ceci, il faut encore ajouter le *vis-a-tergo,* la capillarité. Le vis-a-tergo est une force qu'il ne faut pas négliger. Elle est tellement puissante que si, chez les animaux, à l'époque du rut, on lie dans le bassin le canal déférent, celui-ci se dilate peu à peu au-dessus de la ligature et finit par se rompre.

Les conditions nécessaires à l'accomplissement du phénomène physique de la capillarité sont remplies ici : le calibre du canal déférent est très petit (2 millimètres de diamètre environ, sa lumière admet à peine une soie de sanglier), et la surface interne du conduit est constamment lubréfié par le produit de sécrétion des glandes en grappes que contient la muqueuse (1).

Résumons ces données.

Pour nous la progression du sperme dans le testicule, dans l'épididyme, et dans la portion extra pelvienne du canaldéférent est due :

1° *A l'impulsion initiale que reçoit le liquide des muscles intra et péri-testiculaires.*

2° *A la différence de capacité des tubes sécréteurs et excréteurs.*

3° *A la diminution de longueur du canal déférent, à l'augmentation et à l'amplification de ses sinuosités d'origine par suite de l'ascension du testicule pendant le coït*

4° *A la contractilité des fibres propres de l'épididyme, du canal déférent, et des muscles qui les entourent.*

5° *Au vis-a-tergo.*

6° *A la capillarité.*

La circulation du sperme devient déjà plus aisée dans la portion inguinale du canal déférent. Celle-ci, au lieu d'être située dans un plan vertical, est contenue dans un plan oblique de bas en haut et de dedans en dehors. L'action de la pesanteur se fait moins sentir, mais elle n'est pas annihilée d'une façon définitive, aussi le canal déférent est-il encore englobé au milieu de fibres musculaires chargés d'exprimer son contenu. Tel est l'usage des muscles propres du cordon (cremaster interne et

(1) Lois de capillarité : Lorsqu'un liquide mouille les parois d'un tube très-étroit, il y a ascension du liquide dans l'intérieur de ce tube.

L'ascension pour chaque liquide est en raison inverse du diamètre des tubes.

L'ascension varie avec la nature du liquide ; mais elle est indépendante de la nature du tube et de l'épaisseur de ses parois.

externe), la destination des parois du canal inguinal : parois antérieure et postérieure aponévrotiques tendues ou relâchées par les muscles abdominaux, paroi supérieure, dépendance du petit oblique et du transverse ; portion interne de la paroi inférieure constituée par les fibres les plus externes du muscle grand droit de l'abdomen (1) ou du pyramidal, quand il existe. A ces forces, il faut joindre comme précédemment le vis-a-tergo, la capillarité, les contractions intrinsèques du canal déférent.

En deçà de la fossette inguinale interne, le sperme coule selon les lois de la pesanteur. Elle devient un adjuvant utile au lieu d'être un obstacle. Cette résistance étant enlevée, les puissances qui lui faisaient équilibre doivent disparaître. C'est ce qui a lieu. Le canal déférent appliqué sur les faces latérales de la vessie n'est plus entouré de fibres musculaires ; grâce à sa direction descendante,

(1) Si l'on suit avec soin, dit Velpeau, les fibres du muscle droit de l'abdomen, on voit effectivement que quelques-unes d'entre elles se détachent inférieurement de son bord externe, en prenant le caractère fibreux pour se diriger en dehors, passer en forme d'anses sous le canal déférent et aller se terminer sur la lèvre interne de la crête iliaque. Ces fibres forment la moitié inférieure de l'ouverture abdominale du canal inguinal ; étant ainsi plus élevées par leurs extrémités que par leur milieu, le muscle grand droit ne peut se contracter sans que leur partie se relève, en se redressant, réagisse par conséquent de bas en haut sur le canal déférent, les vaisseaux et tous les éléments constituants du cordon spermatique, qui se trouve pincé dans une espèce de boutonnière. (Velpeau, *Dict. de méd.*, en 30 vol. Paris, 1844, t. XXIX, art. *Testicule*).

Ce faisceau musculaire est le rudiment du muscle sous-ventrier qui existe chez les animaux. Dans un effort violent l'exagération de la compression du cordon par ces fibres provoquant un trouble dans la circulation du testicule, peut en amener l'inflammation. C'est *l'orchite par effort.*

la contraction de sa tunique musculeuse, le vis-a-tergo, la capillarité suffisent seuls pour hâter la chute du liquide.

Le sperme s'accumule peu à peu dans les vésicules séminales, et lorsqu'elles sont remplies, dans la portion libre des canaux éjaculateurs, il est chassé dans l'urèthre par une contraction simultanée des vésicules et des muscles du périnée.

Chez les adolescents et les adultes qui vivent dans la continence, et chez lesquels les organes génitaux sont bien constitués, les vésicules séminales arrivées à un état de réplétion extrême, se débarrassent spontanément de temps en temps et pendant la nuit de leur contenu. En dehors de ces pollutions nocturnes, la perte de la semence chez l'individu sain est la conséquence d'une excitation morale ou physique des organes génitaux. Le sperme qui sort des vésicules ne peut refluer dans le canal déférent, car il aurait à surmonter la pression de celui qui arrive en grande abondance à ce moment.

L'unité d'action des vésicules séminales est due à la présence d'une enveloppe commune connue sous le nom d'aponevrose prostato-péritonéale, aponévrose que M. Dénonvilliers a décrit pour la première fois en 1837 et qu'il regardait comme une lame fibro-celluleuse, tandis que MM. Sappey et Rouget affirment qu'elle est de nature musculeuse (1). En combinant ces deux opinions,

(1) Rouget. — Recherches sur les organes érectils de la femme, *Journal de physiologie*, t. I, 1858, et Des mouvements érectils, *même Journal*, 1868.

Consulter aussi les beaux travaux de Balbiani sur la sécrétion spermatique (*Revue des cours scientifiques*, 1874).

Et Mathias Duval. — La fonction de la génération, leçons professées à la Faculté de médecine. *Tribune médicale*, 1876-1877).

on aura, je pense, la vraie structure de cette aponévrose, c'est une lame cellulo-fibreuse, contenant une grande quantité de fibres musculeuses. La contractilité des canaux déférents et des vésicules séminales est mise en évidence par leur excitation directe sur des animaux récemment tués ou par l'excitation galvanique des nerfs qui s'y rendent (portion lombaire du grand sympathique). La stimulation de la moelle épinière donne les mêmes résultats.

Par le fait de l'érection, le canal de l'urèthre se trouve ouvert et dilaté pour donner un libre passage au sperme. Le mucus et le liquide sécrétés par les glandes du canal déférent, des vésicules séminales, de la prostate, de l'urèthre, par les glandes de Littre et de Cooper, en recouvrant les muqueuses comme d'un enduit, et en se mêlant au produit de la sécrétion testiculaire, favorisent et activent le glissement du liquide prolifique. Pour terminer, disons que deux phénomènes importants et auxquels l'urèthre concourt pour une grande part, se passent lorsque le sperme a été versé dans ce canal : à savoir l'occlusion complète de l'urèthre vers son extrémité vésicale (de là, l'impossibilité d'uriner pendant l'érection (1) et l'expulsion par saccades et sous forme de jet du sperme contenu dans son intérieur (2).

(1) Pour Kobelt, Gunther et Kuss, cette occlusion serait due au gonflement du tissu spongieux qui constitue le veru-montanum. L'entrée de la vessie est ainsi complétement obstruée par la crête érectile du *caput galliganis*.

Pour les physiologistes français, l'occlusion reconnaîtrait comme cause la contraction du sphincter vésical.

(2) Pour les uns, *le sperme s'accumulerait dans le canal uréthral;* pour les autres, *il en serait chassé immédiatement.*

En France, on suppose que le sperme s'accumule dans la portion bulbeuse élargie du canal excréteur de l'urine, pour être ensuite lancé

On pressent maintenant quels sont les arguments apportés en faveur de la pénétration du pus dans les canaux éjaculateurs au moment de l'éjaculation. Les orifices de ces canaux sont béants, l'urèthre est fermé en arrière d'eux par le gonflement du *veru montanum.* Pourquoi la couche musculeuse de l'urèthre que Kobelt dit être assez puissante pour lancer le sperme en avant serait-elle insuffisante pour faire pénétrer l'humeur blennorrhagique dans les voies séminales largement ouvertes ? — La contraction du muscle uréthral imprimerait au liquide purulent une impulsion initiale analogue à celle donnée au sperme pendant le coït par les muscles intra et péritesticulaires.

Cette hypothèse nous paraît inadmissible : les canaux éjaculateurs sont ouverts d'une façon intermittente, et leur béance est due à la pression du liquide

au dehors par le muscle bulbo-caverneux (*accelerator seminis et urinæ*).

Kuss et Mathias Duval croient aussi à la stagnation du sperme dans le canal, mais dans une autre portion que celle indiquée par les précédents physiologistes ; pour eux, il séjourne entre le veru-montanum et le muscle de Wilson ; *le rythme* et *la puissance* de l'éjaculation seraient dus au relâchement de ce sphincter qui forme comme une écluse livrant par saccades passage au liquide retenu en arrière d'elle. (Kuss, *Traité de physiologie.*)

Pour Kobelt, le sperme serait chassé immédiatement de l'urèthre par la contraction de la couche musculeuse qui, dans les deux sexes, chez l'homme comme chez les animaux, enveloppe dans toute son étendue la portion membraneuse de l'urèthre avec ses fibres circulaires. (Kobelt, *De l'appareil du sens génital des deux sexes*, trad. de Kaula. Paris, 1851).

Dans cette énumération abstraite de théories, nous nous bornons ici à citer les principales. On comprendra que nous nous abstenions de les discuter pour nous en tenir aux résultats sur lesquels tout le monde est d'accord.

qui les remplit; aussitôt qu'ils se sont débarrassés de leur contenu ils se referment. Au moment de l'éjaculation, la colonne de sperme est propulsée avec assez de force pour balayer l'urèthre et repousser le pus au devant d'elle. D'autre part, si on veut se rappeler le peu d'écartement des canaux (à peine un sixième à un quart de millimètre sur la crète urèthrale), le problème de la pénétration devient encore plus malaisé à expliquer.

Pourquoi le pus s'introduit-il d'un côté et pas de l'autre ? D'où vient qu'il n'y a ordinairement qu'un testicule de pris ? Les deux méats sont si voisins qu'ils devraient se partager l'absorption du liquide ?

Autant de questions auxquelles les partisans de la doctrine de la migration du pus ne sauraient répondre.

En leur concédant même la possibilité d'une pénétration dans les canaux éjaculateurs à la fin du coït, le pus pourrait-il aller bien loin ? Certes non ! A peine les canaux et les vésicules séminales seraient-elles remplies par ce mélange du pus et du sperme qu'une contraction réflexe de leurs parois rejetterait cette mixture contre nature dans l'urèthre. La contraction des vésicules séminales ne fait jamais refluer, comme nous l'avons dit, leur contenu dans les canaux déférents, et si on s'imaginait que le pus pénétrât dans leur intérieur, leur mode de fonctionnement joint à l'action de la pesanteur, empêcherait qu'il gagnât la cavité épididymaire.

Continuant notre hypothèse d'une pénétration dans les voies séminales nous disons : Il serait absurde de comparer la masse purulente introduite aux embolies solides emportés par le courant circulatoire dans certains états pathologiques, et qui vont s'arrêter dans un vaisseau, l'enflammer, l'obturer d'une manière complète et provoquer bientôt les accidents les plus graves. Il faudrait tout au plus l'assimiler à ces caillots mous, malléables, susceptibles de se fragmenter à l'infini et de se mêler d'une manière intime au liquide qui les renferme. Aussi bien dans les vésicules séminales, que dans les canaux déférents le pus se mélangerait au sperme qui les parcourt incessamment. Il suivrait le cours du torrent spermatique, c'est-à-dire serait ramené à son point de départ. Très-délué, il ne saurait provoquer d'accident par son contact et sa migration.

Ainsi l'anatomie et la physiologie s'accordent pour démontrer l'impossibilité matérielle de la pénétration du pus dans les voies séminales aussi bien dans l'état habituel que pendant le coït et au moment de l'éjaculation.

Quant à l'argument des cliniciens que l'écoulement se supprime ou diminue beaucoup au début des complications testiculaires, il n'est pas plus soutenable : il est tout aussi habituel que l'écoulement ne se modifie pas d'une façon sensible. Nous avons été témoin de bon nombre de cas de cette nature (1).

Nous avons entrepris à l'amphithéâtre de l'hôpital du Midi un certain nombre d'expériences destinées à prouver l'impossibilité de la pénétration d'un liquide dans les voies séminales. Nous avons injecté dans l'urèthre une plus ou moins grande quantité de liquide avec une force d'impulsion variable.

(1) Voir la note de la page 13.

En donnant le résultat de ces expériences, nous passerons rapidement sur toutes les questions de détails et de manuel opératoire.

Le liquide employé a été de l'eau colorée avec du carmin, de l'encre, du lait, du bleu de Prusse, de manière à ce que la moindre gouttelette faisant tache sur les tissus fut facilement appréciable.

L'injection a été poussée avec la seringue ordinaire, le clysopompe, l'irrigateur du docteur Eiguisier, auquel nous avions adapté une canule proportionnée au calibre de l'urèthre. Nous n'avons pas enregistré la quantité de liquide injecté et la force de propulsion : choses indifférentes dans ce cas (1).

Si on injectait dans l'urèthre ayant conservé tous ses rapports anatomiques une quantité de liquide trop forte, l'eau après avoir distendu le canal, pénétrait dans la vessie. Jamais la moindre gouttelette ne fut versée dans les conduits éjaculateurs.

La seconde expérience est aussi décisive.

Après avoir disséqué avec le plus grand soin les portions membraneuse et spongeuse de l'urèthre jusqu'au méat, nous les avons isolées aussi complètement que possible. Poussant alors une injection, après avoir comprimé ou lié le canal immédiatement en avant du col vésical, nous n'avons pas vu le liquide sourdre dans les canaux éjaculateurs ; lorsque l'urèthre était rempli, l'eau en excès coulait par le méat entre la muqueuse de la fosse naviculaire et la canule. Si l'urèthre était solidement lié sur la canule, et que la masse de liquide in-

(1) Ces procédés sont également ceux dont nous avons usé pour nous assurer de la résistance apportée par l'utérus et les trompes à la pression des injections intra-vaginales et intra-utérines. (Voir notre travail sur le kleisis génital, p. 186. — A. Ledouble, *Du kleisis génital*, etc. Paris, 1876.)

jecté fut trop grande, les parois du canal se rompaient dans sa portion membraneuse ou spongieue.s Les canaux éjaculateurs ne contenaient jamais de liquide.

Une injection poussée par l'orifice postérieur de l'urèthre eut donné des résultats aussi satisfaisants. L'excrétion urinaire, n'est-elle pas une injection d'urine dont le point de départ est de la vessie ?

Il serait puéril de supposer que du pus et des injections faites pendant la vie et qu'on pousse toujours avec une grande précaution (1) pourraient traverser les conduits éjaculateurs, les vésicules séminales et toute la longueur des canaux déférents pour atteindre l'épididyme, alors que sur le cadavre lorsqu'on injecte le liquide avec force et qu'on l'empêche de rétrograder, on ne parvient pas à en faire passer une goutte.

Expérimentalement, le liquide uréthral ne saurait pénétrer dans les canaux éjaculateurs ; mais la réciproque n'est pas vraie. On peut faire pénétrer une injection solidifiable des canaux déférents dans l'urèthre. C'est même le procédé dont M. Sappey s'est servi et qu'il recommande pour s'assurer du calibre et de la longueur de ce canal.

Une fois de plus la médecine expérimentale confirme les données de la physiologie et de l'anatomie.

En présence de ces faits, nous nous croyons en droit de rejeter d'une façon absolue la théorie du transport de l'humeur blennorrhagique de l'urèthre dans l'épididyme.

(1) Nous dirons plus loin quelles sont les injections uréthrales qui peuvent provoquer l'orchite, et comment elles entraînent une complication aussi fâcheuse.

Théorie de l'extension.

La théorie de la propagation de l'inflammation par continuité de tissus est celle à laquelle se rallie aujourd'hui l'immense majorité des médecins. Elle paraît la plus vraisemblable. Ceux mêmes qui en ont proposé d'autres pour expliquer certains cas exceptionnels, en admettent la fréquente réalité.

Velpeau a donné cette véritable théorie pathogénique de l'orchite consécutive à la blennorrhagie (1). L'inflammation de l'urèthre se propage aux conduits éjaculateurs au canal déférent et à l'épididyme, quelquefois même au parenchyme testiculaire. Apportée par le canal, la phlegmasie trouvant dans l'épididyme mille replis fortement serrés y est maintenue et y reste le plus souvent, mais si l'inflammation est excessive, si le malade néglige de se soigner, elle gagne le corps d'Hygmore et la pulpe séminale ; elle agit sur la séreuse vaginale et y provoque un épanchement comme la pneumonie superficielle agit sur la plèvre pour déterminer une pleurésie. Tels sont aussi pour moi la cause et le mécanisme de la localisation fréquente de l'inflammation de la blennorrhagie dans l'épididyme.

Ce mode de production de l'orchite blennorrhagique, outre qu'il est parfaitement logique, repose sur un certain nombre de signes rationnels et physiques ; sur plusieurs nécropsies qui viennent en démontrer la parfaite exactitude.

L'orchite apparaît à l'époque où l'inflammation blennorrhagique atteint les parties profondes de l'urèthre et s'y cantonne d'une façon définitive (2). Tant que

(1) Velpeau, *Dictionnaire de médecine*, en 30 vol., art. *Testicules.*

(2) Il est avéré que l'orchite apparaît de préférence dans la troisième semaine qui suit le début de l'écoulement.

l'uréthrite occupe la fosse naviculaire et les parties les plus antérieures du canal, il ne saurait y avoir orchite. Gaussail s'est assuré que certains malades intelligents et attentifs avaient senti la douleur partir profondément de la vessie, gagner le canal inguinal, pour de là, descendre dans les bourses (1). Avant l'apparition des symptômes propres de l'orchite, chez beaucoup d'individus, il existe un sentiment de pesanteur, de picotement et même de douleur au périnée ; c'est une circonstance qui porte à considérer ces phénomènes locaux comme indiquant déjà une irritation inflammatoire vers la partie bulbeuse et prostatique de l'urèthre, dans les canaux éjaculateurs ou dans les vésicules séminales. Velpeau pense que si l'orchite est apparue parfois huit jours et même quinze jours après la cessation de l'écoulement, c'est qu'un reste d'irritation s'était maintenu dans la région prostatique ou au col de la vessie.

Dans la portion abdominale du canal déférent, la phlegmasie ne dépasse guère la muqueuse; toutefois, il existe des observations d'inflammation des différentes couches du cordon et même de la séreuse.

Notre ami et collègue de l'hôpital du Midi, M. Chevalier, nous a montré dans le service de M. le docteur Mauriac, un individu atteint de blennorrhagie qui présentait des symptômes de péritonite très-accentués. Ces symptômes ne pouvaient être dus qu'à une propagation de l'inflammation des vésicules séminales ou du canal déférent au péritoine. La blennorrhagie datait de vingt jours, lorsque apparurent les premiers signes de péritonite. Le pouls du malade était fréquent (97 pulsations), le ventre ballonné, sensible à l'hypogastre et principalement dans la région iliaque gauche; les vomissements

(1) Gaussail, *loco citato.*

bilieux, rares et peu abondants s'accompagnaient de selles répétées. Par le toucher rectal, on constatait que la prostate était gonflée et douloureuse. Quelques jours avant l'apparition de tous ces signes, le malade avait eu du tenesme vésical, des pollutions nocturnes assez pénibles et éprouvé une douleur continue au périnée.

Bien que ce cas fut exceptionnel, le diagnostic ne pouvait être indécis. Il était difficile de s'arrêter à l'idée d'une péritonite spontanée suraiguë, rien n'étant plus rare que cette affection. Le sujet jouissait d'une bonne santé habituelle ; il était jeune, robuste ; et rien ne pouvait expliquer cette maladie. Une péritonite secondaire par propagation de l'inflammation des organes génitaux au péritoine était seule inadmissible : tous les organes du petit bassin, sauf ceux de l'appareil génito-urinaire, étaient sains ; on ne trouvait aucun indice d'une inflammation du rectum ou de l'S iliaque et des autres viscères ; les symptômes étaient trop peu accusés pour croire à une perforation intestinale. On ne pouvait songer à un étranglement interne puisque le malade avait de la diarrhée. Enfin, les parois abdominales étaient trop souples pour que l'on put soupçonner un abcès profond de l'hypogastre. Le surlendemain du début des accidents, le cordon s'engorgea progressivement *de haut en bas* et finit par atteindre la queue de l'épididyme.

Hunter nous paraît avoir été le premier à signaler cette inflammation du péritoine consécutive à celle du canal déférent des vésicules séminales et du tissu cellulaire péridéférentielle et périvésiculaire. Dans un cas où l'épididymite blennorrhagique s'était compliquée d'inflammation de la tunique vaginale, Ricord a observé la suppuration de cette membrane, la transmission de l'inflammation au tissu cellulaire du cordon et une péritonite consécutive qui a donné la mort (1). M. Gosselin a soigné un malade chez lequel l'inflammation partie des vésicules séminales et du canal déférent s'était aussi, par une exception malheureuse, propagée au péritoine. Elle s'était étendue du canal déférent au péritoine de la même façon que dans les cas ordinaires, elle passe du canal de l'épididyme à la séreuse vaginale (2). Cette péritonite rétrocéda aussitôt qu'il se fut fait un gonflement notable de la queue et de la moitié inférieure du corps de l'épididyme. Chez le malade de M. Gosselin, les symptômes de péritonite persistèrent pendant deux jours, et chez le nôtre, pendant trois. Godard, dans la *Gazette médicale* de 1856, a publié deux observations de péritonites du même genre (3) ; Peter, une autre dans l'*Union médicale* de la même année (4). Ricord a observé deux fois cette complication qui peut même être assez intense, écrit-il, pour entraîner une terminaison fatale (5). A la Société de médecine de Paris, dans la séance du 26 janvier dernier, M. le docteur Rougon a lu une nouvelle observation de péritonite blennorrha-

(1) Ch. Hardy, *Étude sur les inflammations du testicule.*

(2) Gosselin, *Clin. chirurg. de la Charité.* Des anomalies de l'orchite. Paris, 1873, t. II, p. 364.

(3) Godard, *Anatomie pathologique de l'épididymite blennorrhagique* (*Gazette médicale*, 1856, p. 294).

(4) Peter (M.), *Sur un cas d'épididymite blennorrhagique suivie d'inflammation de la vésicule séminale, de péritonite*, etc. (*Union médicale*, 1856, p. 562).

(5) Les deux faits de Ricord sont probablement ceux publiés par Godard, car Godard s'exprime ainsi :

« Un interne de M. Ricord m'a donné les organes génito-urinaires « de deux hommes entrés à l'hôpital du Midi, porteurs d'épididymites « blennorrhagiques, l'une du côté gauche, l'autre du côté droit, et qui « avaient succombé rapidement l'un et l'autre à une péritonite. » (Godard, *loc. cit.*)

gique. Cette communication a été le point de départ d'une discussion fort intéressante (1).

Cette péritonite est le résultat de la propagation de l'inflammation des vésicules séminales ou du canal déférent à la séreuse. L'étiologie en est double.

Mon savant maître et ami, M. le docteur Horteloup, analysant et discutant les cas de péritonites blennorrhagiques connus, affirme que la péritonite survient à la suite de l'inflammation de la vésicule séminale, mais pas autrement (2). « Chez le malade de M. Gosselin, « dit-il, il n'y a pas eu péritonite, il y a eu une attaque « de douleurs reflexes si fréquentes dans l'orchite et « qui ont été bien étudiées par M. Mauriac (3). L'orchite « du malade de M. Gosselin a commencé par *la queue « de l'épididyme pour remonter vers le canal déférent.* »

« Pour l'homme de M. Peter, poursuit M. Horteloup, « il n'y a pas de doutes, il y a bien eu péritonite; mais « est-ce l'inflammation du canal déférent ou de la par- « tie profonde du canal de l'urèthre qui l'a occasionnée? « Je ne le crois pas, et je suis beaucoup plus disposé à « penser que la péritonite a eu pour point l'inflamma- « tion des vésicules séminales que l'on a trouvées en « suppuration. »

Quant aux autres observations, M. Horteloup les trouve encore moins concluantes.

Mon excellent maître me pardonnera de ne pas partager sa manière de voir. Avec son impartialité habituelle, il comprendra une divergence d'idées basée sur

(1) Rougon, *Contribution à la péritonite blennorrhagique.* (*Union médicale*, n° 50, avril 1878.)

(2) Société de médecine de Paris, séance du 9 février 1878.

(3) Mauriac, *Étude sur les névralgies reflexes symptomatiques de l'orchi-épididymite blennorrhagique.* (*Gazette médicale*, Paris, 1869-1870.)

un fait scientifique. L'observation que j'ai publiée plus haut, me paraît répondre à tous les desirata posés par lui. Le ventre de mon malade était ballonné et non pas rétracté comme dans les névralgies reflexes abdominales de l'orchite; le gonflement du cordon s'est fait de haut en bas; les symptômes ont cessé après le développement complet de l'épididymite.

La déférentite aussi bien que la vésiculite nous paraît donc pouvoir être le point de départ d'une péritonite.

L'inflammation au lieu de se propager au péritoine soit directement, soit par l'entremise du tissu cellulaire péridéférentiel ou périvésiculaire, peut se limiter à ce tissu. C'est là une des origines de beaucoup de phlegmons périvésicaux. La loge de Retzius peut être entièrement envahie.

J'ai soigné récemment un homme atteint d'un écoulement virulent de l'urèthre, et qui, après des accidents multiples de rhumatisme blennorrhagique, éprouva des douleurs excessives du côté du rectum. La défécation provoquait des élancements de l'anus à l'extrémité de la verge, avec des envies violentes d'uriner. Pendant huit jours, les symptômes eurent la même gravité. La langue était saburrale, la face abdominale, la fièvre constante (108 pulsations). Le palper au-dessus du pubis n'indiquait aucune tumeur. Les sondages démontrèrent que la vessie était saine, mais ratatinée sur elle-même. Le toucher rectal fit reconnaître au-dessus de la prostate, une masse pâteuse, dont on ne put, à cause de l'élévation, déterminer ni le volume, ni la consistance exacte. Je diagnostiquai un phlegmon rétro-vésical d'origine blennorrhagique, et par propagation. Ce diagnostic fut confirmé. Après huit jours de traitement, il y eut évacuation par l'anus d'une grande quantité de pus. Le malade guérit.

De leur côté, MM. Vallin, Laveran, Fernet, Faucon, Constantin Paul, Reliquet, Gillette, en publiant des cas analogues au nôtre, ont mis à l'ordre du jour la question des inflammations périvésicales d'origine blennorrhagique, localisées à une partie des tissus ambiants de la vessie, ou à toute la cavité de Retzius, avec ou sans péritonite de voisinage (1).

L'inflammation de la portion intra-inguinale du cordon se trahit aussi presque toujours par quelque signe : tantôt c'est une douleur sus-inguinale sans localisation précise à un point du canal inguinal, avec ou sans irradiation dans les régions voisines ; tantôt c'est une douleur sus-inguinale localisée à l'anneau externe ; tantôt enfin, ce sont des symptômes d'étranglement.

La douleur sus-inguinale, siégeant au-dessus du pli de l'aine, au niveau du canal inguinal, avec ou sans irradiation vers la fosse iliaque ou la région rénale correspondante, a été indiquée par M. Fournier (2). « Elle fait souvent soupçonner, dit-il, le début d'une épididymite, alors que l'examen attentif des bourses ne peut encore légitimer un tel diagnostic. » Cette douleur, sans localisation possible, nous le répétons, à un point du canal, dépasse rarement un sentiment de tension pé-

(1) Vallin, *Bulletin de la Société médicale des hôpitaux*, novembre 1877.

Faucon, *Sur la péritonite et le phlegmon sous-péritonéal d'origine blennorrhagique.* (*Arch. gén. de médec.*, octobre et novembre 1877.)

Reliquet, *Des phlegmons péri-vésicaux.* (*Union médicale,* 26 février, 5 mars et 21 mai 1878.)

Castaneda y Campos, *Du phlegmon de la cavité péritonéale de Retzius, ou phlegmon péri-vésical*, th. Paris, 1878.

(2) Fournier, *loco citato*.

nible ; elle peut, par exception, acquérir une grande intensité et laisser croire à l'invasion d'un plegmon iliaque, d'une péritonite, d'une typhlite, etc., etc.

La douleur sourde sus-inguinale, localisée à l'anneau inguinal externe, est bien plus fréquente. Si nous ne craignions de faire le martyrologe de l'internat, nous dirions par quelle série de circonstances nous sommes arrivés à la découvrir, et à avoir une opinion aussi précise sur son siége et sa fréquence. Nous rapporterions trois observations de nos collègues qui l'ont éprouvée. Nous nous contenterons de résumer l'observation du malade, qui, le premier, a attiré sur elle notre attention.

M. X... a contracté six blennorrhagies : la première, en 1866, l'avant-dernière en 1873. Toutes furent traitées par l'opiat (copahu et cubèbe) et par des injections isolantes au sous-nitrate de bismuth. Aucune ne fut suivie d'orchite. A peine l'écoulement était-il à peu près tari, que M. X..., très-ardent pour les plaisirs vénériens, recherchait de nouveaux rapprochements sexuels. Aussi l'écoulement ne cessa jamais entièrement dans l'intervalle des périodes aigües. Chaque matin, le gland pressé entre les doigts laissait suinter une gouttelette de pus. En 1874, nouvelle blennorrhagie. 24 heures après le début, le malade désireux d'obtenir une guérison prompte et radicale se fait dans l'urèthre plusieurs injections avec une solution caustique ainsi composée :

Nitrate d'argent : 0,15 centigr.
Eau distillée : 250 gr.

Le jour suivant, les besoins d'uriner devinrent plus fréquents, les urines n'étaient rendues qu'au prix des plus grands efforts, la miction accompagnée d'une sensation de brûlure vers la partie profonde du canal. Ces accidents persistèrent pendant une semaine, et disparurent avec des bains chauds et du repos (1). L'écoulement avait discontinué, et M. X..., se croyant définitivement guéri, se décida à aller passer quelques jours dans sa famille.

Il était chez lui depuis un mois, quand un matin, en s'éveillant, il ressentit une douleur vive au niveau de l'anneau inguinal externe. Cette douleur fugace se reproduisit à deux reprises dans la journée. Le lendemain et le surlendemain, même sensation. Le malade avait oublié sa dernière blennorrhagie, et comme malgré l'ab-

(1) Les injections contribuent-elles au développement de l'orchite ? C'est l'opinion de beaucoup de médecins. Pourquoi, disent-ils, ne provoqueraient-elles pas cette complication, lorsqu'on voit une sonde introduite dans l'urèthre la causer quelquefois. Velpeau est fort disposé à croire que cette opinion n'est pas absolument dépourvue de fondement : « Un grand nombre de malades auprès desquels j'ai été appelé « ne pouvaient, dit-il, réellement attribuer l'orchite dont ils étaient « affectés, qu'aux injections qu'ils s'étaient faites dans l'urèthre. »

Nous croyons que la question, ainsi présentée, est mal posée, et qu'il y a lieu de faire une distinction. Les injections uréthrales sont détersives (eau blanche), isolantes (sous-nitrate de bismuth), astringentes (sulfate de zinc), et caustiques (nitrate d'argent). Les injections détersives et isolantes ne sauraient avoir d'effets fâcheux ; les injections astringentes, si elles sont trop concentrées et mal faites, sont dangereuses ; quant aux dernières, elles sont détestables à tous les points de vue.

Elles guérissent en substituant une inflammation secondaire plus violente à l'inflammation virulente primitive. Pour agir, elles doivent attaquer plus profondément la muqueuse, s'étendre en longueur au delà des limites du mal. Elles propagent vers la vessie une phlegmasie limitée parfois à la fosse naviculaire ou à la portion spongieuse du canal.

Tel est, pour nous, le mode de production de l'épididymite après des injections caustiques intra-uréthrales. L'observation du malade ci-dessus est un bel exemple à l'appui de notre manière de voir.

Si les injections caustiques sont innocentes des répercussions (arthrites, ophthalmies, etc.) ; elles sont responsables de l'orchite et des rétrécissements de l'urèthre.

sence de toute précaution, il n'avait jamais eu d'épididymite, il ne lui vint pas à l'idée que cette douleur fut le précurseur d'une inflammation du testicule. Très-intelligent, il voulut cependant se rendre compte des symptômes qu'il éprouvait. Il m'a raconté, lui-même, qu'il crut tout d'abord à l'existence d'un varicocèle, mais un examen attentif des veines du cordon lui fit vite rejeter cette hypothèse. Après différents diagnostics, ne pouvant trouver une explication plausible de cette douleur bizarre et insolite, il admit la possibilité d'une pointe de hernie. Il supposa que l'intestin, bien qu'il ne fut pas encore assez engagé pour être tangible dans les efforts de toux, comprimait ou dérangeait profondément les nerfs qui parcourent le trajet inguinal, et en provoquaient l'hypéresthésie.

Quatre jours après le début de cette douleur, l'épididyme s'engorgeait, et M. X... ne pouvait plus se faire d'illusion sur la nature de sa maladie.

Nous étions averti.

Depuis nous avons interrogé nombre d'individus atteints d'orchite, et beaucoup nous ont avoué avoir éprouvé cette espèce de douleur.

Comment expliquer cette localisation si précise et si fréquente de la douleur ?

Elle est la conséquence d'un act d'étranglement, suite d'un processus inflammatoire exagéré.

Cette manière d'interpréter les choses, nous fait comprendre comment certains malades n'ont éprouvé aucune douleur dans le canal inguinal avant leur orchite, comment d'autres ont eu des manifestations douloureuses si variables.

Chez les premiers, l'inflammation bornée à la muqueuse du canal déférent, ou à ses diverses tuniques, n'a pas provoqué un gonflement inflammatoire exagéré. Le cordon a pu continuer à jouer librement dans le canal qui le contient, d'où aucune douleur.

Si la tige spermatique est entièrement prise, mais modérément gonflée, ce qui est presque la règle, la douleur siège dans le seul point complètement inextensible du canal, c'est-à-dire à l'anneau. La constriction par les piliers rigides de l'anneau explique la fréquence de la douleur suspubienne que nous avons indiquée.

Si le gonflement s'accroît encore, le canal inguinal après s'être distendu, autant que lui permettent les parois aponévrotiques et musculeuses, réagit sur les filets nerveux du cordon, et c'est alors qu'on note cette douleur sus-inguinale généralisée avec ou sans irradiation dans les lombes ou vers la cuisse.

Si enfin, le cordon est démesurément augmenté, l'étranglement s'accentue tellement qu'il simule un étranglement herniaire. Pour cela, il est nécessaire que le tissu cellulaire et même les vaisseaux qui entrent dans la constitution du cordon spermatique subissent l'influence de l'inflammation déférentielle (funiculite), que la masse totale des éléments enflammés dépasse de beaucoup les limites de dilatabilité du canal inguinal. On note alors : des douleurs très-vives, de véritables coliques funiculaires, des vomissements, de l'anxiété, des troubles généraux.

Cette interprétation repose sur des bases solides. Pour prouver son exactitude, voyons quelle est la pathogénie des accidents de *l'étranglement herniaire.* Il est évident que les accidents reconnaissent une autre cause que l'obstacle apporté au cours des matières fécales. C'est par le mécanisme des actions reflexes que s'accomplissent les fonctions du tube digestif (sécrétions, absorption, mouvements) ; de même les accidents de l'étranglement herniaire sont déterminés par des actions reflexes dont le point de départ est l'irritation des filets nerveux de l'anse intestinale herniée. Ils cessent aussitôt que l'intestin est sphacelé, par conséquent, lorsque les nerfs intestinaux sensitifs ne peuvent plus être les origines de l'act reflexe. Ils cessent encore, à moins de complications, lorsque le débridement a détruit l'étranglement ; et cela même lorsqu'on s'abstient de vider l'intestin par un purgatif des matières solides, liquides ou gazeuses qu'il contient (1).

Comment expliquer par un arrêt au cours des matières, par un obstacle, l'état pathologique qui accompagne l'étranglement seulement d'une partie de la circonférence de l'intestin, des diverticula intestinorum, de l'appendice ileo cœcal, de l'épiploon ? Enfin il existe divers cas de *pseudo-étranglements*, réunis et étudiés avec soin par M. le docteur Henrot (de Reims), et qui se traduisent par des phénomènes identiques à ceux de l'étranglement véritable. Tels sont les symptômes d'étranglement qui succèdent à l'orchite inguinale, à la constriction du testicule retenu à l'anneau, à des hernies graisseuses, etc., etc. « Dans tous les cas, dit M. Henrot, les phénomènes nerveux de nature reflexe jouent le rôle le plus important et déterminent ces désordres graves qui trompent si facilement le clinicien (2). »

(1) L. Thomas, *Du traitement médical consécutif à l'opération de la kélotomie.* (*Bulletin de la Société médicale d'Indre-et-Loire*, 1867, 1er semestre, p. 10.)

Les symptômes d'étranglement sont si peu dus à l'obstruction intestinale, que, après l'opération de la kélotomie, il faut mieux administrer de l'opium, qui, en paralysant les mouvements de l'intestin, donne aux ulcérations intestinales qui existent souvent vers le point étranglé le temps de se cicatriser.

(2) Henrot, *Des pseudo-étranglements*, th. Paris, 1865.

M. Le Fort attache une grande importance aux phénomènes reflexes

En résumé, la douleur sus-inguinale et les symptômes d'étranglement accusés par certains malades avant l'orchite sont le résultat d'une irritation plus ou moins vive des nerfs du cordon.

L'inflammation de la portion intra-inguinale du cordon peut même gagner les tissus voisins, la paroi musculeuse supérieure du canal, le tissu cellulaire du pli de l'aine et occasionner, en fin de compte, un phlegmon de la région inguino-crurale. Le réseau lymphatique reliant entre elles les parties antérieures superficielle et profonde de l'abdomen, et les diverses couches concentriques de muscles constituant la paroi antérieure, est un des agents de propagation.

Je dois convenir que je n'ai jamais rencontré un malade atteint d'un pareil phlegmon, mais M. Hardy, ancien interne de l'Hôpital du Midi affirme dans sa thèse inaugurale, avoir plusieurs fois été témoin de cette complication. Elle est caractérisée par de l'œdème, de la rougeur de la peau, du tissu cellulaire du scrotum et du pli genito crural (1). M. Reliquet a vu un abcès retro-vésical d'origine blennorrhagique, ouvert dans le rectum, communiquant avec un abcès du canal inguinal droit (2).

On trouvera peut-être que nous nous sommes trop appesanti sur tous ces signes fonctionnels, préludes de l'épididymite. Bien qu'ils ne soient pas constants, les négliger eut été plus qu'une faute. C'est parce que leur

dans les accidents que présentent les malades atteints de véritable étranglement intestinal.

(1) Hardy, *Étude sur les inflammations du testicule,* etc., th. Paris, 1860, p. 41.

(2) Reliquet, *loc. cit.*

enchaînement avait échappé à la sagacité des anciens chirurgiens, parce qu'ils n'en avaient pas établi la filiation que la théorie de l'extension a rencontré tant d'opposants.

L'inflammation des organes peut être reconnue souvent par l'exploration directe : par le toucher rectal, par le palper pratiqué à travers les parois abdominales, par le palper du canal inguinal, et un peu plus bas, par la préhension immédiate du cordon : on peut constater que la phlegmasie a marché graduellement de l'urèthre jusqu'à l'épididyme.

A moins que l'inflammation des conduits éjaculateurs ne se transmette au parenchyme prostatique, cette glande ne présente aucune modification de forme, de volume et de consistance; à peine est-elle un peu plus sensible à la pression.

La situation profonde des vésicules séminales rend difficile leur exploration ; avec le doigt, on sent seulement une ou deux tumeurs, oblongues, résistantes, douloureuses, dont on ne peut limiter les contours supérieurs.

On peut modifier *le rituel du toucher rectal*, la hauteur des parties à atteindre fait qu'on n'obtient guère de renseignements plus précis.

Le palper abdominal, inguinal au scrotal donne des résultats divers, suivant que la muqueuse du canal déférent est seule atteinte ; suivant que les différentes tuniques du canal participent à l'inflammation, mais que ce conduit peut être parfaitement isolé au milieu des autres éléments du cordon restés sains ; suivant que toute la tige séminale est prise.

Dans le premier degré, le canal déférent peut n'être

pas gonflé ; mais dans bien des cas où le gonflement n'était pas appréciable, nous avons remarqué que si on comprimait le canal entre les doigts, on éveillait de la douleur. Quelquefois alors que le canal ne nous paraissait avoir subi aucun changement, il nous a suffi de le comparer à celui du côté opposé pour constater un changement dans son volume et dans sa consistance.

Dans le second degré, le canal déférent présente toujours une augmentation de volume due au gonflement de ses parois. Ce gonflement est essentiellement variable. Tantôt il ne peut être apprécié qu'en comparant comme précédemment le canal du côté malade avec celui du côté sain : tantôt le canal malade a la grosseur d'une plume à écrire, ou d'un crayon. Le canal peut être suivi à travers les téguments dans le trajet inguinal et la fosse iliaque ; très-dur, très-sensible, il est presque toujours cylindrique et comme d'une seule coulée. On peut sentir le gonflement progressif se faisant de haut en bas ou de bas en haut.

Dans le troisième degré, les éléments du cordon fusionnés, constituent une masse homogène de forme cylindrique, rarement conique ou piriforme. La consistance est moindre, la sensibilité plus grande, le volume plus considérable ; le volume varie depuis celui de l'index jusqu'à celui du pouce.

Les autopsies ne sont pas contraires à la théorie de la propagation :

OBSERVATION I.

Gaussail (*Archives gén. de méd.*, t. XXVII, 1re série, 1831).

Homme affecté à son entrée à l'hôpital d'un engorgement inflammatoire *de l'épididyme et du cordon testiculaire droit* depuis dix jours ; cinq jours après cet engorgement se porte sur les mêmes parties du côté gauche.

Arachitis aigu. Mort.

Autopsie. — Portions bulbeuse et prostatique de l'urèthre légèrement enflammées. Orifices des canaux éjaculateurs dans les vésicules séminales d'un rouge tirant sur le noir. Vésicules séminales très-augmentées et d'une résistance remarquable ; dans leur intérieur grande quantité d'une matière blanc jaunâtre granulée. Canaux déférents hypertrophiés dans toute leur longueur, parois vascularisés ; leur cavité est diminuée par une substance absolument semblable à celle des vésicules. Épididymes durs, volumineux, d'une couleur lie de vin ; dans leur intérieur matière analogue à celle renfermée dans les vésicules et les canaux déférents. Injection des vaisseaux testiculaires. Une petite quantité de sorosité roussâtre dans la tunique vaginale.

Toutes les lésions étaient plus marquées à gauche.

OBSERVATION II.

Gaussail (*ibid*).

Malade entrant à l'hôpital avec une *orchite droite* depuis 5 jours. Au bout de 8 jours fièvre ataxique ; mort.

Autopsie. — Injection vasculaire serrée dans toute l'étendue de l'urèthre ; elle est plus marquée à la portion bulbeuse et prostatique. Vésicules séminales distendues par une grande quantité de sperme plus épais qu'à l'ordinaire, mais ne présentant pas cette couleur jaunâtre signalée dans le cas précédent. Conduit déférent gauche engorgé jusqu'à l'ouverture postérieure du canal inguinal; celui du côté droit l'est dans toute son étendue, ses parois sont épaisses; sa cavité diminuée; sa surface rouge. Épididyme doublé de volume, très-dur. Testicule hypertrophié; tunique albuginée épaissie; la consistance de la substance propre du testicule était plus grande; la coloration plus foncée.

Accumulation d'une sérosité trouble, épaisse, légèrement sanguinolente dans la tunique vaginale.

OBSERVATION III.

DE CASTELNAU (*Annales des maladies de la peau et de la syphilis,* t. I., 1844).

L'individu succomba à une fièvre typhoïde pendant son orchite *(Le côté de l'orchite n'est pas indiqué)*.

Autopsie. — Les vésicules séminales étaient saines. Le canal déférent était légèrement tuméfié, mais seulement dans la longueur d'un pouce et demi à partir de son extrémité inférieure. L'épididyme était à peu près doublé de volume, dur et rougeâtre. Le testicule avait la grosseur d'un petit œuf de poule; les vaisseaux étaient fort injectés et renfermaient dans leur épaisseur trois petits dépôts différents des tubercules. La tunique vaginale ne contenait que quelques gouttes de sérosité transparente, citrine. Le tissu cellulaire sous-cutané était beaucoup plus roide, plus rouge, plus volumineux que dans l'état normal.

OBSERVATION IV.

MARCÉ (*Gazette des hôpitaux*, 1854, p. 59).

Homme de 22 ans, pris du choléra 18 jours après le début d'une orchite à droite; au moment où la résolution était commencée et même assez avancée; mort après 8 jours de maladie.

Autopsie. — La vésicule séminale du côté malade n'offre

ni rougeur, ni vascularisation; son liquide peu abondant *renferme des globules purulents mêlés à des cellules épithéliales;* point de spermatozoïdes. Dans l'autre vésicule on rencontre seulement des spermatozoïdes, des cellules épithéliales et des granules moléculaires.

Le canal déférent, très-gros au début de la maladie, est revenu à ses dimensions naturelles : en le coupant transversalement à trois centimètres de l'épididyme on le trouve rempli d'une matière jaunâtre d'autant plus fluide qu'elle s'éloigne de l'épididyme et tout à fait analogue à du pus. Examiné au microscope le liquide n'offre pas de spermatozoïdes; c'est un mélange de globules purulents, de cellules épithéliales cylindriques et de corpuscules granuleux. Auprès de l'épididyme la matière est concrète et oblitère entièrement la lumière du canal déférent, la membrane interne du canal est parfaitement saine ; ses parois ne sont ni injectées, ni épaissies.

La queue de l'épididyme gonflée, forme une masse dure, uniforme, sans bosselures, du volume d'un haricot. En fendant cette masse en travers et longitudinalement, on constate qu'elle n'est pas vasculaire, qu'elle est d'une couleur jaune, uniforme, analogue à celle du tubercule et d'une assez ferme consistance. On reconnaît sur la coupe que les circonvolutions alternes du canal déférent et du commencement de l'épididyme sont très-distinctes : chacune d'elles est augmentée de volume de manière à avoir trois ou quatre fois plus d'épaisseur que dans l'état normal; il semble en outre que chacune de ces circonvolutions, au lieu d'être creuse, soit remplie d'une matière jaune qui ait pris la place tout à la fois et de la cavité et de la paroi, sans qu'il y ait de matière semblable entre les circonvolutions, c'est-à-dire à l'extrémité de leurs parois.

M. Robin, qui a examiné la pièce après M. Gosselin, a pu déterminer au microscope les éléments de cette matière jaunâtre contenue dans la queue de l'épididyme; il y a trouvé quelques globules de pus mélangés à des globules granuleux dits d'inflammation, et à des granulations graisseuses. Il a pensé également que ces produits d'inflammation occupaient la cavité des circonvolutions et non leurs interstices. Dans ces interstices se trouvent seulement des éléments fibro-plastiques.

La surface et le parenchyme testiculaire sont intacts. Pas d'injection ; aucun épanchement liquide ou plastique dans la tunique vaginale.

OBSERVATION V.

Hardy (*Th. cit.*, *Paris*, 1860, p. 27).

Malade mort de fièvre putride dans le cours d'une *épididymite blennorrhagique gauche.* L'inflammation datait de cinq semaines. Lorsque les accidents généraux se sont déclarés, il ne restait plus qu'une induration de l'épididyme et du cordon sans trace d'épanchement.

Urèthre infecté dans toute sa longueur, mais principalement au niveau de la fosse naviculaire où la muqueuse a une coloration lie de vin, et dans la région prostatique, où elle est très-vasculaire et couverte de granulations blanchâtres analogues à celles que l'on observe sur la conjonctive dans les ophthalmies catarrhales. Le col de la vessie est injecté et tuméfié ainsi que la muqueuse qui revêt le bas fond de cet organe.

Le canal éjaculateur est dilaté et injecté, la vésicule séminale plus volumineuse que celle du côté opposé est aussi plus dure. Le canal déférent adhère aux éléments du cordon et présente un volume double de celui du côté sain ; il est plus dur ; les parois épaissies ont un aspect blanchâtre lardacé, sans trace de vascularisation.

La queue de l'épididyme offre le volume d'une noisette, elle est très-adhérente à la tunique vaginale ; à la coupe on voit que le tissu cellulaire qui réunit les circonvolutions est induré et infiltré de matière blanchâtre analogue à la lymphe plastique. Le canal de l'épididyme a subi les mêmes altérations que le canal déférent ; ses parois sont épaissies et offrent un aspect lardacé. On trouve çà et là quelques points de la matière jaune indiquée par Curling et M. Gosselin. Ce produit occupe le tissu cellulaire et non pas l'intérieur du conduit épididymaire ou les parois de ce conduit. On ne peut parvenir à injecter l'épididyme par le canal déférent. Le reste de l'épididyme est sain quoiqu'un peu plus vasculaire que celui du côté opposé. Le testicule n'offre pas trace d'altérations; mais la tunique vaginale a contracté des adhérences avec la tunique albuginée dans presque toute son étendue, de sorte que sa cavité a presque complétement disparu.

OBSERVATION VI.

DELAPORTE (*De l'orchite aigüe blennorrhagique*. Th., Paris, 1866, p. 12).

Jeune homme mort du choléra le cinquième jour *d'une épididymite gauche*. Il avait contracté une blennorrhagie cinq semaines auparavant.

Autopsie. — Canal de l'urèthre sensiblement injecté au niveau de la région prostatique. Vésicule séminale gauche injectée, mais ne paraît pas renfermer de liquide anormal. Cordon formant une masse dure, compacte, de la grosseur du petit doigt à sa partie moyenne; il va graduellement en diminuant jusqu'à son entrée dans le canal inguinal, où il redevient à l'état normal. Le canal déférent est un peu injecté, et augmenté de volume, surtout à sa partie inférieure. Une injection poussée par ce canal n'a pu pénétrer dans l'épididyme.

Les veines ne sont ni flexueuses, ni dilatées, mais sont le siège d'une véritable phlébite, c'est ce qu'il est facile de voir à l'épaississement de leurs parois et aux caillots qu'elles renferment. Une injection *poussée avec précaution dans ces veines n'a pu pénétrer qu'à quelques centimètres.*

L'épididyme doublé de volume et induré seulement à sa réunion avec le canal déférent; il offre à la coupe cette couleur jaunâtre notée par MM. Gosselin et Robin.

Le testicule est un peu tuméfié, son tissu est plus rouge qu'à l'état ordinaire.

La tunique vaginale est injectée, dans son intérieur on trouve une fausse membrane qui enveloppe en entier le testicule et l'épididyme.

Les tuniques du scrotum sont infiltrées de lymphe plastique et crient sous le scalpel lorsqu'on les incise; ces tuniques qui semblent confondues présentent une épaisseur de quatre à cinq millimètres.

OBSERVATION VII.

MICHEL PETER (*Gazette des hôpitaux*, 1856, p. 562).

Jeune homme de 16 ans; *épididymite gauche*; inflammation du canal déférent; péritonite par propagation; généralisation de la maladie à toute la séreuse; mort.

Autopsie. — Urèthre rouge dans sa partie antérieure; *pâle dans le reste de son trajet; pâleur du véru-montanum remarquable.*

Prostatite canaliculaire ou muqueuse. En pressant la glande on fait sourdre une série de gouttelettes qui s'échappent des follicules prostatiques.

La vésicule séminale gauche est très-volumineuse, le tissu qui l'entoure est injecté et très-épaissi. Le péritoine sus-jacent est manifestement vascularisé. Sa cavité contient une faible quantité de liquide dans lequel le microscope démontre l'existence de globules de pus mélangés aux cellules épithéliales. Point de spermatozoïdes.

Au niveau du point où il contourne la vésicule séminale gauche le canal déférent est extérieurement très-injecté, ainsi que le tissu cellulaire ambiant. Là, comme dans sa portion pelvienne, ce canal est tuméfié, induré, il adhère intimement au péritoine qui le tapisse. Le tissu cellulaire périphérique est induré, comme il l'est dans le cas d'inflammation, et le péritoine est en ce point plus friable. La muqueuse du canal est pâle.

L'épididyme gauche est plus gros que le droit. Sa tête est quintuplée de volume ; son corps est deux fois plus considérable qu'à droite ; sa queue forme avec la tunique vaginale un corps comparable à celui d'une noisette. Incisée, cette partie de l'épididyme offre l'aspect d'une masse fibro-celluleuse rouge au milieu de laquelle on ne retrouve les flexuosités de l'épididyme que dans des points très-circonscrits, et de l'intérieur desquels on ne peut faire couler du pus. Il n'y a pas de matière jaune intra-canaliculaire ; il semble qu'ici la transformation fibro-celluleuse soit due plutôt à l'organisation de la matière de l'épanchement plastique extra-canaliculaire.

Le testicule du même côté est plein, volumineux, distendu. Incisé, son parenchyme est blanc et évidemment aminci, le corps d'Hygmore seul est rose.

A gauche, les deux feuillets opposés de la tunique vaginale sont réunis par des adhérences nombreuses qui cèdent facilement à la traction et qui au niveau de l'épididyme limitent les aréoles pleines de pus.

OBSERVATION VIII.

ROUGON (*Union médicale*, 1878, avril, p. 651).

Homme de 35 ans ; épididymite droite ; inflammation du canal déférent ; péritonite par propagation ; mort.

Autopsie. — La cavité vaginale droite contient 100 gr. d'un liquide séro-purulent, la séreuse est injectée ; quelques pseudo-membranes existent de l'une à l'autre paroi.

Épididyme du même côté, volumineux, rouge ecchymosé ; la coupe fait en outre reconnaître la présence de quatre petits points purulents.

L'ensemble du cordon est volumineux, son enveloppe offre des exsudations plastiques remontant à l'anneau.

La tunique vaginale, l'épididyme, le testicule, le cordon à gauche sont à l'état normal.

Les altérations les plus notables sont celles trouvées dans

l'abdomen. Plaques ecchymotiques à droite, dans le tissu cellulaire sous-péritonéal. Le péritoine surtout à droite, est recouvert d'exsudations plastiques ; les fausses membranes ont plus d'étendue et plus de consistance sur la portion du péritoine tapissant la fosse iliaque droite.

Dans la fosse iliaque droite et dans le petit bassin, existent environ 300 gr. d'un liquide séro-purulent.

NOTA. — *Les investigations sur l'urèthre, la prostate, les vésicules séminales ont été omises.* Quant à la déférentite du côté malade, l'auteur, bien qu'il ne la note pas dans son observation, dit à la fin de son travail, qu'elle existait. (Dans l'observation que nous avons recueillie, écrit-il, ainsi que dans celle de M. Peter, nous voyons au point de départ, blennorrhagie, *déférentite*, épididymite, enfin péritonite).

Comme nous l'avons déjà dit, Godard a publié aussi dans le bulletin de la Société de biologie, en 1856, deux observations analogues à celles de M. Peter, mais ces observations sont incomplètes au point de vue de l'anatomie pathologique, l'auteur ayant voulu seulement signaler dans l'épididymite, l'obturation de la queue de l'épididyme (vérifiant ainsi les conclusions de M. Gosselin), l'absence de spermatozoïdes dans le canal déférent et la vésicule séminale du côté affecté, l'atrophie de cette vésicule qui ne remplit plus son rôle de réservoir (1).

Astl. Cooper a vu un cas qui semble également être la consécration la plus manifeste de la théorie de la

(1) L. Gosselin, *Mémoires sur l'oblitération des voies spermatiques*, (in *Archives gén. de méd.*, 1847, 4e série, t. XIV, p. 405 et t. XV, p. 40). — *Id.*, *Nouvelles études sur l'oblitération*, etc., (in *ibid.*, 1853, 5e série, t. II, p. 257). — *Bulletins de la Société de chirurgie*, (séances du 21 février et du 7 mars 1849) ; discussion, (in *Bulletins* t. I, p. 191 et 199).

propagation. « En disséquant, dit il, l'urèthre d'un supplicié, outre les signes de l'inflammation la plus violente dans les trois premiers pouces du canal, je remarquai aussi que cette inflammation s'étendait à sa partie membraneuse, où du sang était extravasé sous la muqueuse. Le véru-montanum y participait ainsi que les canaux éjaculateurs. »

En tout, onze observations d'autopsie. Analysons-les : Sauf, M. Peter, tous les observateurs ont noté l'injection des portions bulbeuse et prostatique de l'urèthre. M. Hardy a vu la muqueuse de la crète uréthrale couverte de granulations blanchâtres, analogues à celles que l'on rencontre dans la conjonctivite granuleuse. Les observations de Godard, de Castelnau, Marcé et de M. Rougon, ne sont pas défavorables puisque l'état de l'urèthre n'est pas indiqué.

Dans une autopsie, Gaussail a trouvé les orifices des canaux éjaculateurs dans les vésicules séminales d'un rouge tirant sur le noir. M. Hardy a vu le conduit éjaculateur du côté malade dilaté et injecté. Astl. Cooper, également. Les autres auteurs ne donnent pas l'état de ces conduits.

De Castelnau, Gaussail (obs. II) et Marcé sont les seuls qui parlent de la teinte blanchâtre des vésicules séminales, et de leur intégrité apparente.

Dans toutes les observations, la déférentite est notée à un degré variable : elle est bornée parfois à la muqueuse, parfois aux autres tuniques; exceptionnellement, l'envahissement est total. Ces observations sont conséquemment presque toutes en faveur de la théorie de l'extension de l'inflammation par continuité et par contiguité.

Le manque de rougeur des voies génitales dans tout ou partie de leur étendue à partir du siège de la blennorrhagie, ne me paraît pas non plus être en contradiction avec cette doctrine, et cela pour deux raisons :

1° *Parce que l'inflammation de la muqueuse peut être fugitive, superficielle, et disparaître sans laisser de trace;*

2° *Parce que l'inflammation peut, à partir du point contaminé, se transmettre par les veines et les lymphatiques, en laissant intacte la muqueuse sus-jacente.*

La coloration normale de la membrane interne des voies génitales ne saurait impliquer l'absence d'une inflammation antérieure; ainsi dans l'érysipèle ambulant, on voit la surface primitivement atteinte, reprendre ses caractères physiologiques à mesure que la région voisine est envahie par la maladie. Cela est surtout vrai pour les canaux éjaculateurs dont on a négligé l'examen dans la majeure partie des autopsies. En passant dans la prostate, ils diminuent de calibre, leur texture se modifie, et leur tunique interne devient plus lisse et extrêmement mince. En raison du peu de vascularisation de cette tunique, l'inflammation ne fait que l'effleurer, que passer sur elle pour courir vers une muqueuse moins tenue et mieux nourrie. De ce que l'on ne trouve pas de rougeurs de cette membrane, il ne faudrait donc pas se hâter de conclure qu'elle n'a point été enflammée.

Velpeau est tout aussi catégorique. Pour lui, l'absence de signes fonctionnels et physiques prodromiques de l'épididymite, d'altération des organes, n'est pas contraire à la théorie de la propagation. « Lors même, dit « le savant professeur, que ces signes de la propagation « échappent complétement, on ne doit pas la nier. « L'inflammation, en supposant qu'elle se borne à la « surface muqueuse du canal, peut gagner l'épidi-

« dyme. Je ne vois donc pas que l'on ne puisse ad-
« mettre que dans le plus grand nombre des cas,
« l'inflammation qui s'étend de l'urèthre à l'épididyme,
« se borne à la surface muqueuse du canal déférent;
« tandis que quelquefois elle réagit sur toute l'épais-
« seur de ce canal; d'où il suit que l'absence de gonfle-
« ment, de dureté, de sensibilité ou de douleur même
« dans ce conduit, une fois l'orchite établie, se com-
« prend aussi bien que l'état contraire (1). »

L'inflammation, avons-nous dit, peut aussi se transmettre par le réseau lymphatique et veineux en laissant intacte la muqueuse sus-jacente.

Cette assertion mérite quelques explications.

Dans les blennorrhagies les plus aiguës, l'inflammation ne se borne pas à la muqueuse : elle s'étend au tissu spongieux de l'urèthre, dont la distension donne alors à la verge une configuration bien connue de tous ceux qui ont observé la chaudepisse cordée. Or, s'il est une chose bien démontrée, c'est que le premier phénomène de l'inflammation du système veineux est la coagulation du sang dans la partie enflammée. Donc, toutes les fois que le tissu spongieux de l'urèthre s'inflammera, il faut

(1) Velpeau, *loco citato*.

Pour en finir avec cette longue discussion, citons un mémoire de M. Aubry, publié en 1841, dans les *Archives de médecine*. M. Aubry dit avoir exploré le canal déférent, à la racine des bourses, immédiatement au-dessous de l'anneau inguinal ; il l'a trouvé intact, trente et une fois. Dans ces cas, comme dans tous ceux qui ont été donnés comme contraires à la théorie de l'extension de l'inflammation, on doit croire à un processus inflammatoire qui n'a pas été assez intense pour se traduire par des manifestations subjectives ou objectives.

Plus loin, nous démontrerons que si les lymphatiques de la muqueuse sont seuls pris et non ses autres éléments, la rougeur doit disparaître à mesure que la maladie progresse. S'il s'agit du réseau lymphatique sous-muqueux, elle peut entièrement faire défaut.

s'attendre à un dépôt plus ou moins considérable de fibrine du sang qui pourra sans doute être résorbé, mais qui pourra être le point de départ d'un dépôt de lymphe plastique qui, en s'organisant, donnera naissance à un tissu cicatriciel, à un rétrécissement uréthral, en un mot (1).

C'est là le mode de génèse des rétrécissements de l'urèthre ; ils siègent en dehors de la muqueuse et non dans la muqueuse. C'est par erreur que Cruveilhier avait dit qu'ils occupent la trame de cette membrane (2). M. Alph. Guérin qui a examiné un grand nombre de rétrécissements affirme qu'il n'a jamais vu la moindre trace de tissu inodulaire sur la paroi interne de la muqueuse ; toujours ce travail s'était opéré immédiatement en dehors (3). L'inflammation blennorrhagique est le point de départ d'une phlébite persistante après que l'inflammation de la muqueuse a disparu et que cette dernière a repris son aspect normal.

Il est évident que cette phlébite limitée exactement, dans une plus ou moins grande étendue, aux parois des vaisseaux, pourra transmettre l'inflammation à distance en laissant indemme la muqueuse et les tissus contigus aux canaux sanguins. Il est non moins évident que cette phlébite, légère à son point de départ, peut, plus loin, devenir plus intense, et l'inflammation réagir sur les éléments anatomiques voisins. Il existera une large portion de muqueuse saine entre l'inflammation secon-

(1) C'est ainsi qu'en substituant une inflammation plus violente à l'inflammation primitive, condition indispensable pour la guérison, en favorisant le développement de cette péri-phlébite uréthrale, les injections caustiques prédisposent aux rétrécissements.

(2) Cruveilhier (*Anatomie pathologique*).

(3) Alph. Guérin, (*Mémoires de la Société de chirurgie*, t. IV, p. 122).

daire et l'inflammation blennorrhagique, et on pourrait croire, si on négligeait d'examiner les veines malades, qu'il n'y a pas eu propagation.

Pour appliquer ces propositions, et en faire des certitudes, il s'agit simplement de savoir, s'il y a continuité entre le tissu caverneux de la portion spongieuse de l'urèthre et le réseau veineux des conduits éjaculateurs; si celui-ci, communique à son tour avec celui des vésicules séminales et des canaux déférents.

Kobelt a très bien décrit comment le tissu caverneux de la portion spongieuse de l'urèthre est réuni à celui des canaux éjaculateurs et du véru-montanum. Voici comme il s'exprime : « Les circonvolutions veineuses « du parcuchyme du bulbe ne se terminent pas comme « on pourrait le croire dans ces *trois collicules* (bulbe « de l'urèthre, racines des corps caverneux) ; une par- « tie se dirige au point de sortie de la portion membra- « neuse de l'urèthre, en arrière et en haut, et aban- « donne le bulbe sous forme d'un tissu érectile veineux « très tenu pour se prolonger entre la couche mu- « queuse et la couche musculeuse de la portion mem- « braneuse de l'urèthre. Ce lacis veineux tubiforme, se « continue à travers la portion prostatique, et ce prolon- « gement se déploie dans le *caputgalliganis* (véru-mon- « tanum) et autour des canaux éjaculateurs (1). » Avant « Kobelt, Bichat avait déjà donné une bonne description des plexus veineux péri-uréthraux.

Les veines des vésicules séminales proviennent de l'hypogastrique et de l'hémorroïdale moyenne. Elles

(1) Kobelt, *loco citato*.

Pour les uns, il y aurait autour des canaux éjaculateurs un vrai tissu spongieux, pour les autres seulement quelques veines (Robin et Cadiat, *loco citato*). Ce qui importe, c'est la présence de vaisseaux à sang noir autour de ces canaux, ce qui ne fait de doute pour personne.

forment deux réseaux : un lâche dans la tunique musculeuse; un autre, plus serré, dans la tunique celluleuse ; ces deux réseaux sont unis l'un à l'autre par une série de veïnules ; ils sont rattachés par d'autres petites veines au tissu veineux des canaux déférents et des conduits éjaculateurs. Ils communiquent aussi par l'intermédiaire de l'hémorroïdale moyenne avec les systèmes veineux, vésical et rectal (1).

D'après cet exposé anatomique, on voit que la propagation par les veines est possible. Elle a été notée. M. Delaporte a trouvé une fois une véritable phlébite des veines du cordon. Leurs parois étaient épaissies, elles renfermaient des caillots, et une injection poussée dans leur intérieur ne put pénétrer au delà de quelques centimètres (2).

A l'avenir, avant de décider si la propagation s'est faite ou ne s'est pas faite, il conviendra d'examiner minutieusement le système veineux génital. Il me répugne de penser que les choses se passent autrement dans le tissu spongieux des canaux éjaculateurs et dans le tissu spongieux de l'urèthre.

Ce que nous venons de dire pour les veines de l'urèthre s'applique aux lymphatiques.

Pendant longtemps, la muqueuse de l'urèthre a été regardée comme dépourvue de lymphatiques, cependant ils y sont très-nombreux. C'est sur les lymphatiques du gland et de l'urèthre que M. Belajeff a fait ses belles recherches sur la structure des capillaires lymphatiques. A leur origine, ils affectent ici une disposition que l'on ne rencontre nulle part ailleurs.

Toujours le réseau capillaire sanguin est, dans son

(1) Duret, *Progrès médical*, 1877.

(2) Voir obs. VI.

ensemble, superposé aux lymphatiques ; or, Belajeff a noté que quelques lymphatiques de la muqueuse uréthrale vont jusqu'à la superficie même de celle-ci, de manière à toucher les cellules épithéliales polyédriques dans l'intervalle des papilles, à leur base (1). On a ainsi l'explication de l'activité de l'absorption dans l'urèthre, de la facilité d'une propagation de l'inflammation à distance.

Les capillaires lymphatiques de l'urèthre sont très-fins, et leurs réseaux convergent tous vers le frein de la verge, d'où ils se rendent vers les ganglions du pli de l'aine ; mais en arrière, ils communiquent avec les lymphatiques des voies séminifères et du testicule.

Cette convergence de vaisseaux lymphatiques d'abord vers le frein, puis leur communication avec les vaisseaux absorbants non moins nombreux des vésicules séminales, du canal déférent de l'épididyme et du testicule, et avec les ganglions inguinaux démontre :

Pourquoi les chancres se montrent de préférence sur les côtés du frein de la verge ?

Pourquoi la blennorrhagie débute par la fosse naviculaire ?

Pourquoi elle peut s'accompagner de bubons inguinaux ?

Comment dans certains cas exceptionnels, une angioleucite blennorrhagique *muqueuse* ou *sous-muqueuse* peut se propager au testicule.

M. Sappey admet même comme constant le mode de génèse de l'épididymite blennorrhagique par inflammation des lymphatiques de la muqueuse. « Cette angio-« leucite ambulante, écrit-il, se comporte comme celle

(1) Belajeff. — Sur les vaisseaux lymphatiques du gland (*Journal de l'anat. et de la physiologie* de Ch. Robin. 1866, p. 465).

« qu'on observe parfois sur le tronc et sur les « membres, à mesure qu'elle s'avance d'un côté, elle « disparaît de l'autre. C'est pour cette raison que le « premier effet de son apparition dans les bourses est « de suspendre l'écoulement uréthral ; c'est pour cette « raison également que lorsque l'inflammation du tes- « ticule et de l'épididyme diminue, on voit reparaître « l'écoulement (1). »

Nous ne nions pas la propagation à distance par le réseau lymphatique intra-muqueux, pas plus que par les autres éléments de la muqueuse, mais nous croyons que cette propagation se fait plus facilement par les gros troncs sous-muqueux et qu'on explique mieux ainsi l'absence de rougeur de la membrane interne des voies génitales.

Il manque encore à cette théorie la preuve anatomo-pathologique, elle sera facile à faire. Nous ne doutons pas que l'examen histologique des vaisseaux blancs de l'urèthre n'en démontre la parfaite réalité.

Les conclusions suivantes se dégagent de cette étude des théories de l'extension :

La théorie de l'extension est vraisemblable : les signes fonctionnels prodromiques de l'orchite, l'examen physique des malades, presque toutes les autopsies sont en sa faveur.

L'extension peut se faire par la muqueuse (cellulite, lymphangite ou phlébite interstitielles).

Elle peut se faire par les veines et les lymphatiques sous-muqueux en laissant intacte la muqueuse sus-jacente.

(1) Sappey, *Traité d'anatomie*, 2e édit., t. II, p. 822.

Cullerier a voulu rapprocher ce qui se passe chez la femme de ce qui se passe chez l'homme. Il a noté l'ovarite par extension de l'inflammation vaginale, et une fois, il a vu un abcès de l'ovaire qui ne reconnaissait pas une autre cause, se vider dans le rectum (1). La communication directe entre la muqueuse et la séreuse au niveau de la trompe de Fallope, rendrait même la péritonite blennorrhagique plus fréquente chez la femme. Nous pensons que ce rapprochement est forcé; la blennorrhagie chez la femme comme chez l'homme, a son siège dans l'urèthre, et vouloir comparer la vaginite à l'uréthrite de l'homme, ce n'est pas acceptable. La propagation de l'inflammation peut se faire dans l'un et dans l'autre cas, il est vrai, mais il n'y a pas identité dans les deux maladies.

Théorie de la sympathie

Quelques praticiens pensent que l'épididymite blennorrhagique se produit *par sympathie.* « Il n'est pas rare, dit Brown-Séquard (2), qu'une inflammation des testicules ait lieu par action reflexe. » J. Paget croit que c'est par une action nerveuse que l'irritation de l'urèthre amène l'inflammation du testicule. « Rien de plus simple, écrit M. Testut (3), que d'expliquer l'orchite bi-latérale par l'irritation des deux centres vaso-moteurs intra-médullaires qui tiennent de chaque côté, sous leur dépendance, la circulation des glandes sperma-

(1) Cullerier, *dict. en 15 vol.*, art. *orchite*, p. 271.

(1) Brown-Séquar, *Leçons sur les vaso-moteurs,* trad. de Beni-Barde, p. 45.

(2) Testut, *De la synétrie dans les affections de la peau. Étude physiologique et clinique sur la solidarité des régions homologues et des organes pairs.* Th. Paris, 1876, p. 436.

tiques. La mise en activité de ces centres sera simultanée si les deux orchites apparaissent simultanément; elle aura lieu successivement au contraire, si les deux testicules s'enflamment l'un après l'autre. » Dans un autre ordre d'idée, Barras, cité par Notta (1) et Marotte (2), rapporte des cas d'orchites dues à des névralgies ilio-scrotales.

Avant d'aller plus loin, il faut bien s'entendre sur le sens actuel du mot sympathie.

Il s'agit ici d'une action nerveuse dont la conception pathogénique, dont la conception clinique elle-même, sont entièrement subordonnées à des connaissances précises et complètes touchant la *structure* et la *physiologie* de la moelle épinière; j'exposerai d'abord l'état de la science sur ces deux questions. C'est appuyé sur cette base, qui, bien qu'incomplète encore, présente néanmoins une solidité suffisante, que je rechercherai les conditions et le mécanisme des perturbations morbides de la fonction normale.

Il existe dans la moelle trois éléments anatomiques :

Du tissu conjonctif;
Des cellules nerveuses;
Des fibres nerveuses.

Voici quelle est la disposition topographique de chacun de ces éléments :

I. *Tissu conjonctif (névroglie de Virchow).* — Nous

(1) Notta, *Mémoires sur les lésions fonctionnelles qui sont sous la dépendance des névralgies. Arch. gén. de méd.*, 1854, p. 547.

(2) Marotte, *Union médicale*, 1851, p. 155.

en devons la connaissance aux travaux de Bidder et de ses élèves Kupffer, Owjaniskow et Metzler (1).

Communiquant au moyen de prolongements avec les cellules épithéliales du canal central de la moelle (*noyau péri-pendymaire*), il s'étend jusqu'à la périphérie où il se condense et forme à la moelle une gaîne continue à laquelle le professeur de Dorpat a donné le nom *d'enveloppe corticale*. En arrière, ce revêtement pénètre entre les cordons postérieurs qu'il unit intimement ; de là, la continuité apparente qu'ils présentent.

La commissure postérieure est presque entièrement constituée par du tissu conjonctif ; on n'y trouve qu'un petit nombre de fibres nerveuses. *L'antérieure* se compose de deux lames superposées, une superficielle qui se confond avec l'enveloppe corticale de Bidder ; une lame profonde formée presque en totalité de fibres nerveuses. Les cellules plasmatiques du tissu conjonctif forment encore un faisceau prismatique triangulaire à base périphérique appliqué sur la face interne des cordons postérieurs. La base du prisme atteint la superficie de l'organe ; sa pointe n'est séparée de la commissure postérieure que par un demi-millimètre (*cordon cunéiforme de Goll*). (2)

(1) Owsjaniskow, *De medullâ spinali imprimis in piscibus*. Dorpati, 1854.

Kupffer, *De medullæ spinalis texturâ in ranis*. Dorpati, 1854.

Metzler, *De medullæ spinalis avium texturâ*. Dorpati, 1855.

Bidder und Kupffer, *Untersuchungen über die textura Rückenmarks*. Leipzig, 1857.

Voir aussi Virchow, Kollikër, *loc. cit.*

(2) C'est en dehors des cordons de Goll, dans les *faisceaux radiculaires externes* que, d'après M. Charcot, siégeraient les lésions de l'ataxie. Tant que ces faisceaux n'auront pas été atteints, il n'y aura pas de symptômes nerveux, et cela aussi bien dans l'ataxie que dans le mal de Pott. (Charcot, *De la compression lente de la moelle et des formes anomales de l'ataxie*. Paris, Leçons de la Salpêtrière.)

Le réseau conjonctif de l'axe spinal est constitué essentiellement par des corpuscules conjonctifs étoilés, dont les nombreux prolongements s'anastomosent entre eux, divisant ainsi la moelle en une série de petites cavités distinctes communiquant toutes entre elles. Il existe des corpuscules amylacées dans tous les points où la névroglie se rencontre. Bidder a comparé ingénieusement le reticulum conjonctif de la moelle, à une éponge dont les nombreuses cavités à directions multiples (*canevas de Kollikër*) contiennent les éléments nobles de la moelle : les cellules et les tubes nerveux.

II. *Cellules nerveuses.* — Les cellules nerveuses constituent avec la névroglie la *substance grise de la moelle.* Cette substance se présente dans chaque moitié de la moelle sous l'aspect d'un croissant à concavité externe. Ces croissants sont réunis sur la ligne médiane par la commissure grise. L'extrémité antérieure du croissant est renflée et n'arrive pas jusqu'à la surface de la moelle; on l'appelle *corne antérieure.* L'extrémité postérieure, effilée, se termine au niveau du *sillon collatéral postérieur*, on l'appelle *corne postérieure.*

Il est aujourd'hui reconnu que les éléments cellulaires nerveux ne sont pas uniformément répandus dans toute l'étendue de la substance grise, comme on l'enseignait avant Bidder ; mais forment des groupes déterminés ayant des limites précises et aussi des fonctions spéciales.

En avant, se trouve *le groupe des cornes antérieures* que Kollikër a divisé en deux groupes secondaires : l'un situé au côté antérieur et interne, l'autre au côté postérieur et externe de la corne antérieure (1).

(1) Kollikër, *loc. cit.*, p. 340.

La corne postérieure a été divisée par Clarke en trois groupes distincts : un groupe antérieur qu'il appelle le collet (*cervix cornu posterioris*) ; et qui est comme un jambage jeté entre la corne postérieure et la corne antérieure ; un groupe moyen plus ou moins renflé, auquel il a donné le nom de tête (*caput cornu posterioris*) ; un groupe postérieur enfin qui se dirige en s'amincissant vers le sillon collatéral postérieur. Ce dernier constitue le sommet de la corne (*apex cornu posterioris*). Notons encore un groupe important situé un peu en dehors du collet de la corne postérieure, c'est le *noyau dorsal* de Stilling, la *colonne vésiculeuse postérieure* de Clarke (1).

Ces groupes principaux ont été subdivisés encore. Goll a décrit jusqu'à douze colonnettes grises dans l'axe rachidien. Cette division n'a aucun intérèt pratique, et elle manque d'une précision rigoureuse.

Effectivement, la physiologie réduit à trois les cellules nerveuses de la substance grise de la moelle : les *cellules motrices, les cellules sensitives, les cellules sympathiques* ; ces dernières constituant les noyaux d'origine des nerfs vaso-moteurs.

Au point de vue anatomique la différence entre ces cellules est très-tranchée.

Les *cellules motrices* occupent les cornes antérieures,

(1) Lockhart Clarke, *Philosoph. Transac.*, II, 1851. — *Eodem loco*, III, 1853. — *On the Anatomy of the spinal cord (Beal's archives of medecine*, III*)*. — *Further researches on the grey substance of the spinal Cord (Philosoph. Transact.*, I, 1859).

Stilling, *Ueber die medulla oblongata*, Erlangen, 1843. *Neue Untersuchungen über den Bau des Rückenmarcks* (mit Atlas). Frankfurt a M., 1856.

Goll, *Beitrage zur feineren anatomie des menschlichen Rückenmarks*. Zurich, 1860.

très-volumineuses (elles mesurent 0 ^{mm}, 04 et 0^{mm}, 07), elles ont une coloration jaune brunâtre. Etudiées ensemble sur des coupes transversales de la moelle, elles se présentent sous l'aspect de deux amas gris, symétriquement placés de chaque côté de la ligne médiane, délimités en avant et en dehors par un contour semi-circulaire denticulé.

Les cellules sensitives situées dans les cornes postérieures sont petites (0^{mm}, 02), molles, très-rapidement altérables, et d'une coloration jaune d'ambre. Leur noyau volumineux, remplit presque toute la cavité de la cellule dont la paroi semble scellée sur lui.

Entre ces groupes cellulaires s'en trouve un plus foncé en couleur, c'est cette région intermédiaire qui est assignée par Jacubowitch aux cellules sympathiques (1) *région sympathique de Jacubowitch*). C'est à ce département de la moelle que Luys a donné le nom de *région centrale grise* (2).

Jusque dans ces dernières années on a voulu contester cette destination différente attribuée par Jacubowitch à chacune de ces variétés de cellules. M. Jaccoud a nié absolument dans son traité des paraplégies l'existence d'un centre sympathique dans la moelle dans une région limitable (3). Aujourd'hui on ne saurait rejeter cette opinion de Jacubowitch comme une conception de l'esprit. Ces cellules ont été vues et décrites par M. Luys.

Certainement on n'a pas encore pu suivre les fibres

(1) Jacubowitch, *Mittheilungen über die feinere Structur des Gehirns und des Rückenmarks*, Breslau, 1857.

(2) Luys, *Recherches sur le système nerveux cérébro-spinal*, 1865, p. 61.

(3) Jaccoud, *Les paraplégies et l'ataxie du mouvement*, décembre 1864, p. 26.

vaso-motrices depuis les ganglions précostaux du grand sympathique jusque dans la région de la moelle que ces auteurs leur donnent comme origine, mais a-t-on jamais bien vu les racines antérieures se terminer dans les cellules motrices de la corne antérieure? A-t-on bien suivi les fibres sensitives jusque dans les cellules de la corne postérieure? A-t-on, enfin, bien décrit au point de vue anatomique, les fibres reflexes? et pourtant, tous les anatomistes et les physiologistes se basant sur les faits cliniques, anatomo-pathologiques et physiologiques admettent ce mode de terminaison des fibres motrices et sensitives.

Ce que nous disons pour la moelle s'applique au cerveau.

La géographie cérébrale, quoique présentant encore bien des terrains inconnus et inexplorés, nous offre déjà comme la géographie spinale des régions pour la *sensibilité*, la *motricité*, et la *sympathie*. C'est M. Joffroy qui a établi le premier la relation qui existe entre les lésions du lobe postérieur du cerveau et certains troubles trophiques. Après une destruction partielle du lobe occipital, il a vu une eschare fessière se développer rapidement et la mort survenir par suite du défaut de réparation (1).

Est ce trop s'avancer que prétendre que le cerveau aurait sur les centres vaso-moteurs de la moelle la *même action voulue* que sur les mouvements ?...

Voici la description que donne M. Luys des cellules sympathiques de la moelle : « ce sont des cellules volumineuses à coloration jaunâtre, dont le principal carac-

(1) Joffroy, *Bulletin de la Société de biologie*, séance du 8 janvier 1876.

tère est de n'affecter jamais de contours anguleux qui sont le cachet habituel des cellules antérieures.

Ainsi elles sont plus ou moins globuleuses, ovoïdes parfois; leurs prolongements ne sont pas de véritables élongations ramescentes de leur substance, comme pour les précédentes. Ils sont plutôt représentés par une série de filaments plus ou moins déliés à leurs points d'émergence qui donnent à ces cellules nerveuses spéciales la plus grande ressemblance avec les cellules ganglionnaires. Il nous est arrivé, en effet, quelquefois, de rencontrer certaines agglomérations de ces mêmes cellules au niveau du renflement lombaire, particulièrement, entourées extérieurement de fibres concentriques à noyaux, qui présentent ainsi à l'état rudimentaire, l'aspect de ces bourrelets au milieu desquels les cellules des ganglions nous ont paru si fréquemment encadrées. Elles sont d'une consistance molle, et en général plus altérables que les cellules antérieures. Elles mesurent en général de quatre à cinq millièmes de millimètres. Leur noyau est ovoïde et relativement volumineux; il est pourvu de nucléoles quelquefois très-apparents, pouvant aussi être masqués par l'abondance des granulations pigmentaires. Ces cellules, si spéciales, sont plongées au sein d'une matière amorphe très-adhérente, qui les dérobe à la vue, la plupart du temps (1). »

D'autre part M. Luys a rencontré tout un système de fibres vaso-motrices émanant des ganglions du sympathique et remontant vers la moelle. Comme nous l'avons dit, il n'a pu en suivre la terminaison dans la région sympathique pas plus qu'on n'a suivi la terminaison des fibres de la vie animale dans les régions motrices et

(1) Luys, *loc. cit.*, p. 61.

sensitives. Ces fibres grises, après leur sortie des ganglions prévertéleraux, s'accolent aux racines spinales du grand sympathique, remontent avec elles, pour se distribuer dans les diverses régions de la substance grise centrale de l'axe (1).

Il est rationnel, comme pour les fibres blanches, de localiser le principe de leur activité dans les cellules mêmes où elles prennent naissance.

Avec M. Luys, M. Testut et une foule d'autres médecins compétents, nous concluons que *la substance grise centrale* est un trait d'union entre les diverses régions du système nerveux spino-cérébral qu'elle associe solidairement ; qu'elle constitue un système nerveux à part, fonctionnant d'une manière indépendante au milieu des éléments homologues ambiants ; « *qu'elle est le point de convergence des incitations reflexes vaso-motrices et le foyer central d'où ces incitations sont réfléchies vers la périphérie, pour provoquer immédiatement des modifications alternatives, dans les phénomènes de la circulation capillaire et, qu'enfin, elle se trouve en quelque sorte l'arbitre des phénomènes de nutrition des éléments histologiques, dont elle dirige et gradue ainsi l'activité dynamique* » (2).

Les cellules nerveuses de la substance grise de même que celles du tissu conjonctif, ne sont pas isolées les unes des autres. Elles offrent une série de prolongements qui établissent entre elles une solidarité intime. Si les auteurs diffèrent lorsqu'ils évaluent les prolongements des cellules des régions motrices, sensitive ou

(1) Luys, *loc. cit.*, p. 76.
(2) *Ibidem*, p. 300.

sympathique, tous sont d'accord sur l'existence de ces ramifications cellulaires. Wagner (1) et Remak (2) ont fait bonne justice des cellules apolaires de la moelle.

Voici comment on décrit actuellement les cellules spinales :

Les cellules motrices de la corne antérieure possèdent de nombreux prolongements, chacun d'entre eux est ramifié (*cellules motrices multipolaires ou polyclones*).

Les cellules sensitives de la corne postérieure sont aussi multipolaires, mais leurs prolongements sont toujours moins nombreux que ceux de la corne antérieure (*cellules sensitives multipolaires ou polyclones*).

Les cellules sympathiques n'ont que deux prolongements (Jacubowitch) (*cellules sympathiques ou diclones*).

Les prolongements de ces trois variétés de cellules ne se terminent jamais par une extrémité libre ; les uns se rendent dans les fibres nerveuses, soit dans les fibres des racines des nerfs, soit dans les cordons blancs ; les autres vont s'unir à ceux d'autres cellules plus ou moins rapprochées.

Les relations inter cellulaires ont été l'objet de nombreuses recherches de la part de Wagner, Schrœder van der Kolk, Jacubowitcht, Lenhossek, Luys, etc., etc. Avec ces micrographes on doit admettre qu'il existe dans la moelle :

1° Des fibres ascendantes encéphaliques établissant une communication entre les divers dépôts de cette

(1) Wagner, *Sympatischer Nerv. Ganglienstructur und Nervenen digungen;* in Wagne's, *Handworterbuch der Physiologie.* Braunschweig, 1846.

(2) Remak, *Ueber multipolare Ganglienzellen (Berliner monatsbe richt)*, 1854 ; — *Neurologische Beobachtungen (Deutsche Klinik*, 1855).

substance grise et l'encéphale (cordons antéro-latéraux et cordons postérieurs, substance blanche de la moelle).

2° Des fibres ascendantes cellulaires;

Des fibres descendantes cellulaires.

Ces fibres verticales faisant communiquer dans chaque région de la substance grise, les cellules nerveuses qui sont au-dessus avec celles qui sont au-dessous;

3° Des fibres antéro-postérieurs mettant les racines des nerfs en relation avec divers groupes cellulaires. Parmi elles sont comprises les *fibres excito-motrices* de Wagner;

4° Des fibres transversales unissant dans une solidarité intime les cellules de la moitié gauche et la moitié droite de la moelle épinière (*fibres commissurantes de Luys*).

On se demande comment Stilling a pu nier ces dernières. Elles ont une importance capitale, et tous les travaux modernes en ont prouvé l'existence. On les trouve dans toute la hauteur de la moelle dont elles constituent les commissures. Elles se présentent sous l'aspect de fascicules transversaux à coloration grisâtre, étendus d'un côté à l'autre et plongeant par leur extrémité au sein des deux moitiés latérales de la substance grise de la moelle. Ces fascicules sont disposés en deux groupes : l'un est situé en avant du canal central (*épendyme*), l'autre en arrière. Le premier (*commissure blanche*), paraît servir de moyen d'anastomose entre les cellules des cornes motrices antérieures, le second (commissure grise), paraît remplir le même rôle vis-à-vis des cellules de la substance grise postérieure et médiane (cellules sensitives et sympathiques). Toutes ces fibres ont une direction oblique; aussi, lorsqu'on fait une section verticale de la moelle, apparaissent-elles sous l'aspect de fibriles obliques, passant par paquets isolés sur la ligne médiane et entre croisées les unes avec les autres (1).

III. *Fibres nerveuses.* — Comme on vient de l'entrevoir, les fibres nerveuses forment les cordons de la moelle et la partie la plus profonde de la commissure blanche antérieure (2).

Pour bien comprendre leur mode de conjugaison avec les cellules de la substance grise, peu de mots nous suffiront. Nous n'avons qu'à dire comment se comportent les racines postérieure et antérieure des nerfs rachidiens à leur arrivée dans l'axe spinal. Nous aurons donné ainsi d'une manière complète l'agencement des divers éléments anatomiques de la moelle. Sans doute on trouvera dans ce qui va suivre quelques-uns des faits que nous avons déjà énoncés, mais nous pensons que dans un sujet aussi complexe que celui que nous exposons, on ne saurait nous blâmer de quelques répétitions destinées à faciliter l'intelligence de phénomènes physiologiques et de processus pathologiques.

Les racines antérieures se terminent toutes dans les cellules motrices de la corne antérieure, ces cellules sont anastomosées en groupe ; chaque groupe d'entre

(1) Luys, *loc. cit.*, p. 227 et atlas pl. XIV, fig. 6 ; pl. XVII, fig. 7.

Voyez encore :

Kolliker, *loc. cit.*, p. 366.

Jaccoud, analyse des travaux de Wagner et de Schrœder, in *Paraplegies*, dejà cit., p. 33.

Farabeuf, art. moelle, *Dict. encycl.*, 2e série, t. VIII, p. 291.

Sappey, *Anatomie descriptive*, 2e édition, t. III, p. 167.

(2) Nous avons dit plus haut que la partie la plus superficielle de cette commissure était la continuation *de l'enveloppe corticale* de Bidder.

elles émet des fibres ascendantes encéphaliques et des fibres transversales qui vont s'unir de l'autre côté à un groupe cellulaire correspondant aux (*cordons* antéro-latéraux, partie profonde de la commissure blanche).

Les racines postérieures comprennent deux ordres de fibres : des fibres cérébrales et des fibres reflexes ; parmi les fibres cérébrales, il en est qui montent directement dans le cerveau, tandis que les autres aboutissent aux cellules sensitives anastomosées par groupe des cornes postérieures ; de ces groupes cellulaires partent des prolongements encéphaliques, lesquels passent en partie de l'autre côté de la moelle (*cordons postérieurs*). Les fibres reflexes se dirigent d'arrière en avant, à travers la substance grise ; elles se terminent dans les groupes cellulaires d'où partent les racines antérieures. Les cellules des cornes postérieures communiquent d'une moitié à l'autre de la moelle par leurs prolongements transversaux (*commissure grise*). M. Luys admet en outre, qu'un faisceau externe des racines postérieures se jette *dans le cordon latéral* et remonte jusqu'à la couche optique sans entrer en rapport avec les cellules nerveuses de la moelle. Il lui donne le nom de fibres *ganglio-cérébrales* pour les distinguer de celles qui vont se jeter immédiatement dans la substance grise et qu'il appelle *ganglio-spinales*. Ce faisceau est hypothétique, ou du moins mis en doute par beaucoup d'histologistes (1).

Dans la substance blanche, les fibres nerveuses de la moelle ne diffèrent pas des tubes nerveux périphériques, mais au moment où elles naissent des cellules elles sont réduites à leur *cylindre-axe*. Elles cheminent ainsi au milieu de la substance grise. Dans la substance blanche,

(1) Jaccoud, *cit. loc.*, p. 40.
Luys, *loc. cit.*

elles s'entourent de *myeline* et d'une paroi propre (*gaîne de Schwânn*) (1).

Non-seulement la substance grise est divisée en territoires physiologiques isolés dans le sens antéro-postérieur, mais encore chaque colonne motrice, sensitive ou sympathique est décomposable en groupes cellulaires distincts et superposés, pouvant jouir dans leur fonctionnement d'une indépendance complète (2).

Une section transversale de la moelle, sur une grenouille décapitée, n'empêche pas les mouvements reflexes de se produire. Chez un homme dont la moelle dorsale avait été broyée par un traumatisme, et qui était devenu paraplégique avec paralysie du rectum et de la vessie, nous avons pu par un chatouillement léger de la plante du pied amener la contraction de quelques muscles de la jambe et même des mouvements dans tout le membre.

La propriété de produire des mouvements reflexes

(1) Robin et Littré, *Dict. des sciences médicales*. Art. nerf.

L. Ranvier, *Recherches sur l'histologie et la physiologie des nerfs*. — *Arch. de physiologie*, mars et juillet 1872, et *Leçons sur l'histologie du système nerveux*, Paris, 1878.

V. encore : Vulpian, *Physiologie du système nerveux*, Paris, 1866.

Pierret, *Recherches sur l'origine des nerfs de sensibilité générale dans le bulbe rachidien et la moelle épinière, Académie des sciences*, 28 novembre 1876.

Rosenthal, Nerfs et muscles, Paris, 1877.

Renaut, Art. nerfs du dictionnaire encyclopédique, Paris, 1878.

Mathias Duval, Art. nerfs, dict. de médecine et de chirurgie pratiques, Paris, 1878.

(2) Schroder van der Kolk, *Anat. phys.*, *Onderzoek over het Ruggemerg*, Amsterd. 1854; *Van het fijnere, Zamenstel en de Werking van het verlengde Ruggemerg*, Amsterd., 1858.

appartient entièrement et exclusivement à la moelle; ils ont lieu malgré la décapitation. L'expérimentation démontre même que la section de la moelle à sa partie supérieure accroît la reflectivité.

Cela connu, il est facile de définir et de comprendre un mouvement reflexe : le mouvement reflexe est un mouvement indépendant de la volonté, provoqué par une excitation périphérique conduite à travers la substance grise de la moelle jusqu'aux cellules motrices par les fibres reflexes des cordons postérieurs.

A priori, l'assimilation des *nerfs vasculo-moteurs* et des *nerfs myo-moteurs* est rationnelle. Les uns et les autres sortent de la moelle à diverses hauteurs ; ils cheminent ensemble, pour se terminer également dans des éléments contractiles.

Et pourtant plusieurs auteurs, entre autres Schiff (1), Belzold (2), Owsjanikow (3), Liégeois (4) persistent à admettre un *centre vaso-moteur unique*. Pour Schiff et de Belzold, les vaso-moteurs remonteraient dans la moelle allongée. Schiff appuie son dire sur l'expérience suivante : Si on vient à pratiquer une hémi-section de la moelle allongée, on amène une paralysie des vaso-moteurs dans toute une moitié du corps, aussi bien dans la tête que dans les membres thoraciques et pelviens. Le bulbe serait donc le point de départ, le centre vaso-moteur unique du corps (5).

(1) Schiff, *Sur les nerfs vaso-moteurs* (quatre communications faites à l'Académie des sciences de Paris, 1862).

(2) Belzold, *Ueber die innervation des Herzens*, Leipzig, 1863.

(3) Owsjanikow, *Die tonischen und reflectorischen centren der Gefass nerven*, Leipzig, 1871.

(4) Liégeois, *Résultats d'expériences faites sur l'origine et la distribution des nerfs vaso-moteurs de la grenouille*, Soc. de biol., 1862, p. 7.

(5) Von Belzold, *Ueber die innervation des Herzens*, Leipzig, 1863.

Cette expérience, tout en paraissant localiser le centre des vaso-moteurs, n'en précisait pas l'étendue, c'est ce que Owsjanikow a recherché. Mettant une carotide en communication avec un hémodynamomètre, pour apprécier les variations de la tension artérielle, il s'aperçut que la section des tubercules quadrijumeaux ou des parties situées au-dessus d'eux n'amène aucune modification dans la tension sangine. Au contraire, les lésions portant à un millimètre en arrière des tubercules quadrijumeaux amènent un abaissement considérable et persistant de la pression intra-artérielle. M. Owsjanikow conclut de ces expériences que la limite antérieure des centres vaso-moteurs est située à un millimètre en arrière des tubercules quadrijumeaux. Pour en fixer la limite postérieure, l'expérimentateur pratique des coupes à partir de cette limite antérieure en s'éloignant progressivement d'avant en arrière. Il note exactement à chaque section, les modifications survenues dans la tension vasculaire. Or, il constate que lorsqu'il a enlevé toute la portion du bulbe située en avant d'une ligne qui passerait à quatre ou cinq millimètres en avant du bec du calamus scriptorius, la tension vasculaire est descendue au minimum, et que l'électrisation du nerf sciatique ou du nerf cervico-auriculaire reste sans effet sur cette tension. Il en est de même de l'excitation du nerf dépresseur. L'origine de tous les nerfs vaso-moteurs serait donc comprise entre ces deux limites extrêmes : *Un millimètre en arrière des tubercules quadrijumeaux et quatre ou cinq millimètres en avant du bec du calamus scriptorius* (1).

Liégeois, s'appuyant sur des expériences faites sur

(1) Ph. Owsjanikow, *Die tonischen und reflectorischen centren der Gefass nerven*, Leipzig, 1871.

des grenouilles, avait admis aussi un centre vaso-moteur unique; il le plaçait en avant du bulbe (1).

Cette théorie d'un centre vaso-moteur bulbaire est en désaccord avec les résultats actuels d'une expérimentation plus précise et de la clinique.

Dès 1858, Brown-Séquard la rejette et démontre qu'un grand nombre de fibres vaso-motrices ont leur point de départ dans la moelle à des hauteurs variables, que d'autres émergent successivement de la protubérance du cervelet, et d'autres parties de l'encéphale (2).

Tout récemment, cette question si controversée de l'origine des vaso-moteurs a été reprise par M. Vulpian et résolue par lui, en faveur de l'hypothèse de centres multiples échelonnés dans toute la hauteur de la moelle épinière. Ne pouvant rapporter ici toutes les expériences si décisives de M. Vulpian, nous nous contenterons d'un résumé succinct (3).

1° S'il est vrai que tous les nerfs vaso-moteurs aient leur origine dans le bulbe, il est évident qu'une section pratiquée au-dessous, doit amener une paralysie complète de tous les vaisseaux dans toutes les parties du corps, et que cette paralysie ne pourra être modifiée par aucune autre lésion portant sur une des régions

(1) Liégeois, *Résultats d'expériences faites sur l'origine et la distribution des nerfs vaso-moteurs de la grenouille.* Soc. biol., 1862, p. 7.

(2) Brown-Sequard, Analyse de l'ouvrage de M. Schiff, intitulé : *Untersuchungen zur physiologie des Nervensystems mit Berücksichtigung der pathologie*, 1855. *Journal de physiologie* de l'homme et des animaux, t. I, 1858, p. 209.

(3) Ces expériences sont rapportées *in extenso*, dans l'art. moelle allongée, de M. Laborde, du Dictionnaire encyclopédique (2e série, t. VII, p. 626).

inférieures de la moelle ou sur les nerfs vaso-moteurs elle-même.

Or, si on coupe transversalement la moelle au niveau de la seconde vertèbre cervicale sur un mammifère curarisé et soumis à la respiration artificielle, et si, après avoir noté la température des membres postérieurs, on pratique une hémi-section transversale de la moelle vers le milieu de la région dorsale, on verra *s'élever encore un peu la température* dans les mêmes membres, et plus particulièrement, dans le membre correspondant à l'hémi-section. En opérant de la même manière sur des grenouilles non curarisées, on pourra constater directement que les vaisseaux de la membrane interdigitale du côté de l'hémi-section médullaire, sont plus dilatés que ceux de la patte du côté opposé.

Des résultats encore plus concluants sont donnés par l'expérience suivante : après avoir pratiqué la section transversale complète de la moelle cervicale chez un animal quelconque, coupez l'un des nerfs sciatiques, vous verrez les vaisseaux du membre postérieur correspondant au nerf coupé, se dilater davantage que ceux du membre postérieur opposé.

Il n'est donc pas permis d'admettre que les vaso-moteurs ont leur foyer d'origine unique dans le bulbe, puisque ce dernier étant complétement séparé de la moelle, les nerfs vaso-moteurs conservent encore un certain degré de contraction tonique, laquelle n'est totalement abolie que lorsque ces mêmes nerfs sont séparés de leur origine intra-médullaire par des lésions portant soit sur la moelle épinière, soit, en dehors de cet organe, sur leur trajet.

2° Si le centre vaso-moteur reflexe est, en réalité, localisé dans le bulbe, il est évident que toute action vaso-motrice sera rendue impossible par une section transversale de la moelle épinière, pratiquée en arrière de la moelle allongée, à la région dorsale, par exemple.

Or, après avoir réalisé cette expérience, M. Vulpian s'est convaincu que des actions vaso-motrices constrictives pouvaient encore être déterminées dans les membres postérieurs.

Ces faits nous permettent de repousser chez l'homme comme chez les animaux, l'existence d'un centre vaso-moteur unique bulbaire (Schiff, Owsjanikow) ou superbulbaire (Liégeois).

L'action du bulbe sur les vaso-moteurs est évidente. La glycosurie, l'albuminurie, l'inosurie, la polyurie, la salivation excessive que provoquent la piqûre du plancher du 4e ventricule en sont les preuves, mais ces modifications dans les sécrétions se produisent par un autre mécanisme que celui qui leur a été attribué. Cette influence s'explique par les fibres nerveuses qui conjuguent entre elles dans le sens vertical toutes les cellules sympathiques de la moelle épinière. Le bulbe a aussi une influence considérable sur tous les nerfs myomoteurs de la vie animale; faut-il pour cela rejeter l'indépendance fonctionnelle des noyaux moteurs de la moelle (1) ?

Tout nous autorise à conclure que les nerfs vaso-moteurs comme les nerfs myo-moteurs ont des centres spéciaux d'*origine* et d'*action reflexe* superposés dans la substance grise de la moelle de chaque côté de l'épendyme, et que chacun de ces centres peut agir isolément sur les fibres vaso-motrices auxquelles il donne nais-

(1) Quant à la théorie qui veut faire du bulbe le siège exclusif de l'épilepsie, elle a perdu beaucoup de son importance dans ces dernières années.

sance pour troubler dans le département viscéral qu'il régit, la vascularisation, c'est-à-dire la calorification et la nutrition.

Cette opinion concorde parfaitement avec la disjonction anatomique de la substance grise de la moelle. M. Luys a remarqué, en effet, qu'elle n'a pas la même épaisseur dans toute sa hauteur, *qu'elle est constituée par une série de renflements moniliformes, étagés vèrticalement de haut en bas.*

Nous devons faire une dernière remarque, c'est que toute excitation *dystrophique* transmise par les fibres nerveuses impressionnées, à la région de la moelle épinière dans laquelle elles se terminent, agit d'une façon régulière et invariable.

Il y a une *harmonie constante* un rapport préétabli entre l'impression et le phénomène reflexe qu'elle détermine.

De l'ensemble des faits qui précèdent, nous tirons les propositions suivantes :

1° Il existe dans toute la hauteur de la moelle épinière des centres vaso-moteurs distincts, formant de chaque côté de la ligne médiane, deux séries parallèles (Brown-Séquard, Vulpian (1), Luys, Laborde).

2° Chacun de ces centres reçoit des fibres centripètes qui suscitent sa mise en activité, il émet des fibres centrifuges par l'intermédiaire desquelles il régit la circulation et la nutrition d'un territoire organique, toujours le même pour le même centre.

3° Chaque centre, dans une moitié de la moelle,

(1) Vulpian, *Leçons sur les vaso-moteurs*, 1875, t. I, 261-305.

communique par des fibres verticales, avec les centres qui sont au-dessus, et ceux qui sont au-dessous.

4° Chaque centre est intimement uni à son homologue par des *fibres commissurantes.*

Maintenant que nous avons établi dans la moelle l'existence de centres vaso-moteurs et myo-moteurs capables de réagir sous l'influence des fibres reflexes motrices de la vie organique (fibres sympathiques étendus des ganglions prévertébraux aux cellules centrales médullaires de Jacubowitch) et de la vie animale (fibres reflexes de Wagner), il nous reste à établir le mode de fonctionnement de ces centres indépendamment de la volonté, c'est-à-dire *les actions reflexes* (1).

Les reflexes peuvent se diviser en quatre classes :

Dans une première classe, les reflexes suivent comme voie centripète et comme voie centrifuge les filets nerveux des nerfs rachidiens, tels sont la toux, la déglutition, le vomissement, les accès tétaniques, épileptiques, etc.

Une seconde classe presque aussi nombreuse se compose des reflexes dont la voie centripète est un nerf sensitif du système céphalo-rachidien, et la voie centri-

(1) On peut définir l'action reflexe, la transformation d'une impression sensitive en mouvement. Cette définition assez large comprend aussi bien les actions reflexes myo-motrices ou de la vie animale, que les actions reflexes vaso-motrices ou de la vie organique.

Nous ne dirons rien de la région sensitive de la substance grise de la moelle : les cellules qui la composent ne prennent aucune part aux actions reflexes ; — dans le système spinal postérieur elle est seulement affectée à la transmission centripète des impressions douloureuses.

fuge un nerf moteur du grand sympathique (salive, suc gastrique, glycose, coryza, paraplégie reflexe, etc.).

Une troisième classe renferme les reflexes dont l'action centripète a pour siège les nerfs du sympathique (sensibilité obtuse, dite organique des viscères) et pour voie centrifuge les nerfs moteurs céphalo-rachidien, tels sont les convulsions que peuvent amener les vers intestinaux, l'éclampsie reflexe.

Enfin dans une dernière classe de reflexe, les voies de conduction centripète comme centrifuge, se trouvent dans les filets du grand sympathique. C'est à ces dernières que l'on doit seule conserver aujourd'hui le nom de sympathies.

Les phénomènes reflexes ne sont point limités à la sphère des nerfs cérébro-spinaux, et, s'il est vrai (?...) qu'ils soient plus faciles et plus marqués lorsqu'ils se passent entre les fibres motrices et les fibres sensibles, de ce système, il est non moins certain qne les nerfs ganglionnaires peuvent être le point de départ et le point d'arrivée d'une action reflexe qui a passé par l'axe spinal (1). La caractéristique de toutes les actions reflexes, c'est de passer par la moelle.

Quant à l'existence d'actes reflexes entre les fibres ganglionnaires centripètes et les fibres ganglionnaires centrifuges, sans participation de l'axe spinal, il n'y en a pas. On serait peu fondé d'opposer à cette conclusion l'expérience de C. Bernard sur la glande sous-maxillaire dans laquelle il produit l'acte reflexe dans les ganglions sous-maxillaires privé de ses liens avec la moelle, puisqu'il a noté lui-même que ces phénomènes disparais-

(1) Montfalcon, *Art. sympathie,* Dict. en 60 vol., t. LIII.
Dict. Littré et Robin, *Art. sympathie.*
Adelon, *Art. sympathie,* Dict. de médecine, 1828, t. XX, p. 131.

saient après quelques instants pour ne plus reparaître, — de sorte qu'on peut les rapporter à l'influence momentanément persistante de la moelle (1).

Nous désignerons donc sous le nom de *sympathies les actions reflexes dont les voies centripètes et les voies centrifuges sont les filets nerveux du grand sympathique et les centres de mouvement les noyaux myo-moteurs et vaso-moteurs de la moelle*. Si ce sont les noyaux myo-moteursqui sont excités, les organes creux et les viscères de l'économie se contracteront, si ce sont les noyaux vaso-moteurs la circulation sera seule modifiée.

Nous restreignons, on le voit, avec la science moderne, le sens du mot sympathie. Sous ce nom les auteurs avaient confondu toutes les actions reflexes que nous avons dissocié en différentes classes. Cette expression nébuleuse servait à désigner les phénomènes physiologiques ou pathologiques inexpliqués ou inexplicables à cette époque.

Le terme de sympathie, avec le sens que nous avons donné à ce mot, appliqué à l'orchite par irritation nerveuse, est inexact. Contrairement à nos devanciers, nous ne l'emploierons jamais, bien plus, nous le proscrivons d'une manière absolue.

Dans l'orchite par influx nerveux le grand sympa-

(1) Cl. Bernard, *De l'influence qu'exercent différents nerfs sur la sécrétion de la salive* (*Gaz. méd.*, Paris, 1857). — *Leçons sur les effets des substances toxiques et médicamenteuses* (Paris, 1857). — *Recherches expérimentales sur les ganglions du grand sympathique (ganglion sous-maxillaire)*. (*Comp. rend. de l'Académie des sciences*, 1862). — *Gaz. hebdom.*, 1862.

thique n'est pas la voie d'arrivée et de départ de l'excitation initiale.

Le testicule et l'urèthre reçoivent leurs nerfs à la fois du sympathique et de l'axe cérébro-spinal, en un mot, ils sont mixtes (1).

L'orchite, dite à tort sympathique, relève de la 2e classe de reflexes. La voie centripète de l'irritation est un nerf sensitif du système céphalo-rachidien, et la voie centrifuge un vaso-moteur du grand sympathique (2). Les centres de reflectivité sont les cellules sympathiques de Jacubowitch.

Ceci dit, cherchons quel est le rôle des deux systèmes, cérébro-spinal et lympathique, qui entrent en jeu pour la production de ces actions reflexes, quelle part revient à chacun d'eux dans la congestion testiculaire pendant la blennorrhagie ?

Le grand sympathique est le nerf constricteur ou modérateur des vaisseaux ; en l'irritant on produit un resserrement plus ou moins considérable de ceux-ci, resserrement qui apporte une certaine entrave à la circulation et par conséquent la ralentit.

Au contraire, en excitant les fibres du système céré-

(1) Pour l'urèthre, ils proviennent à la fois du nerf honteux interne et du plexus hypogastrique. — Pour le testicule, ils émanent des plexus spermatiques, ramifications des plexus solaires, lombo-aortiques et rénaux. Les plexus spermatiques, dans toute l'étendue de leur parcours, communiquent largement avec les nerfs de la vie animale. Dans l'épididyme, s'épuisent les nerfs du plexus déférentiel venant du plexus hypogastrique qui est mixte.

(2) M. Mathias Duval rattache comme nous, l'orchite dite sympathique, à la seconde classe d'actions reflexes. Kuss et Mathias, *Cours de physiologie*, 3e édit., Paris, 1876, p. 58.

bro-spinal, on provoque la dilatation de ces mêmes vaisseaux.

Avec ces deux modes d'action, le système nerveux gouverne tous les phénomènes chimiques ou de nutrition de l'organisme (1).

A l'état normal, les deux influences se compensent et se modèrent l'une l'autre, et de cet antagonisme résulte le *tonus vasculaire*. Si donc les vaso-moteurs spinaux sont anormalement excités, leur action devient prédominante, de là dilatation des vaisseaux et accroissement de la température, etc....., le même effet est produit si au lieu d'exciter le nerf cérébro-spinal on paralyse le sympathique antagoniste. Par contre, les nerfs cérébro-spinaux sont-ils paralysés ou le sympathique excité, l'effet opposé s'observe, les vaisseaux se resserrent et la chaleur s'abaisse.

Nous ne saurions nous arrêter à ce dernier phénomène. La constriction des vaisseaux a pour effet d'ame-

(1) Cl. Bernard, *Propriétés des tissus vivants*, Paris, 1866, p. 410.

Ch. Robin, *Journal d'anatomie*, 4e année, 1867, p. 298 et 299.

Béraud, *Traité de physiologie*, 1850, t. I, p. 105.

Poincarré, *Leçons sur la physiologie du système nerveux*, 1873, t. I, p. 10.

Legros, *Des nerfs vaso-moteurs*. Th. d'agrég., 1873, p. 39.

Mougeot, *Recherches sur quelques troubles de nutrition, consécutifs aux affections des nerfs*. Th. Paris, 1867.

Hauzer, *Sur l'influence du système nerveux sur la nutrition* (Th. Paris, 1858 ; contient l'exposé des travaux de Schiff).

Schwann, Spring et Gluge, *Sur l'influence que le grand sympathique exerce sur les phénomènes de la nutrition (Bulletin de l'Académ. de Bruxelles*, 1856).

Nous ne citons que les principaux travaux, la bibliographie des nerfs vaso-moteurs étant déjà trop importante pour que nous puissions noter tous les ouvrages. Aux noms ci-dessus, il faut ajouter ceux de Luys, Charçot, Vulpian, Testut, Longet, Jaccoud, Brown-Séquard, Schiff, etc., etc., déjà indiqués.

ner une quantité moindre de sang dans le tissu. La diminution de l'apport des matériaux nutritifs peut déterminer l'atrophie, la gangrène d'une organe, elle ne saurait en provoquer d'abord la congestion, puis une inflammation permanente ou aiguë.

La dilatatation active a un autre effet, elle congestionne à la longue les tissus. Parmi *ces fluxions par perturbation reflexe de l'innervation vaso-motrice* nous citerons : la congestion céphalique pendant le travail digestif, la rougeur subite de la face sous l'influence d'une émotion morale vive, l'hypérémie du duodénum à la suite de brûlures étendues. Une excitation directe du système nerveux a pu déterminer le même afflux de sang dans les organes. Sur des chats, Schiff a réussi dans quelques cas à élever la température du pied en soumettant à une excitation momentanée les racines postérieures du plexus sciatique (2). Leven et Ranvier continuant cette excitation pendant longtemps ont pu

(1) Pour les troubles trophiques, comparez :

Samuel, *Die trophischen Nerven*, Leipzig, 1860.

Couyba, *Des troubles trophiques consécutifs aux lésions traumatiques de la moelle et des nerfs*, Th. Paris, 1871.

Fremy, *De la trophonevrose faciale*. Th. Paris, 1872.

Proust, *Étude critique sur les lésions trophiques ;* Arch. 1869, t. II.

Person, *Étude sur les troubles trophiques consécutifs aux lésions traumatiques des nerfs*. Th. Paris, 1873.

Snellen, *De invloed der Zenurven op de Ontsteking Utrecht*, 1857 ; analysé dans le Journal de phys. de Brown-Séquard, 1858.

Büttner, *Ueber die nach der Durschscneidung des Trigeminus*, etc. (Heule's und Pflufer's *Zeitsch.*, 1862).

Blum, *Des arthropathies d'origine nerveuse*, th. d'agrég. en chirurg. Paris, 1874, etc., etc.

(2) Schiff, Untersuchungen über die Zuckerbildung in der Leber, Wurzbourg, 1859. — Les premières expériences de l'auteur datent de 1856. Voyez Verhandlungen der Berner naturf. Gesellschaft, 1856.

provoquer un œdème de tout le dos du pied. Dans les glandes cet apport plus considérable du sang augmente leur sécrétion.

Lorsqu'on coupe le nerf lingual et qu'on excite le bout central, il y a aussitôt issue de la salive qui sort sous forme de jet par les conduits de Warton et de Sténon. Si on irrite le bout supérieur du pneumogas- trique, il y a impression sur les centres nerveux, action reflexe sur les vaisseaux du foie et production de sucre (1).

Ces congestions peuvent être attribuées exclusivement à la paralysie du grand sympathique ou, si l'influence de ce nerf reste la même, à l'action prédominante des nerfs cérébro-spinaux. Ainsi présenté ce principe ne soulève aucun doute, il ne donne lieu à aucune équivoque; la formule manque de précision, cela est vrai, mais on ne peut spécifier davantage quelle est la modification nerveuse qui est le point de départ du trouble vasculaire. Quel qu'en soit le mécanisme, excitation des nerfs cérébro-spinaux ou paralysie du grand sympathique, il nous suffit de savoir qu'une irritation nerveuse peut amener la congestion d'un organe.

Une étude attentive des nerfs du testicule et de l'urèthre montre qu'ils sont admirablement disposés pour recevoir et transmettre une irritation quelconque.

Les nerfs de la muqueuse uréthrale proviennent des divisions nerveuses qui se distribuent à la prostate, au sphincter de l'anus, et au corps spongieux (rameau profond ou musculo-uréthral de la branche périnéal du honteux interne et branche supérieure ou pénienne du

(1) Cl. Bernard, *loc. cit.*

même nerf). La muqueuse des portions membraneuse et spongieuse du canal reçoit en plus des ramifications du système du grand sympathique. Chacun de ces nerfs est doué d'une sensibilité exquise, et on n'ignore pas que l'excitation des papilles du gland auxquelles se distribue le nerf dorsal de la verge est le signal de la série des reflexes de l'érection. Dans l'inflammation de la muqueuse, les extrémités nerveuses irritées seront donc parfaitement en état de transmettre l'excitation à l'appareil central excito-moteur.

Les nerfs de l'épididyme et du testicule ont pour origine le plexus spermatique et le plexus déférentiel qui est mixte. Le plexus déférentiel ne donne aucun rameau au testicule. Leur mode de terminaison est inconnu. Entre les canalicules spermatiques, en dehors des gaînes lymphoïdes qui les entoure (1), Henle a trouvé une substance finement granulée qui a beaucoup d'analogie avec le contenu des cellules ganglionnaires et qui renferme, comme elles, une multitude de noyaux sphériques de même grosseur (0^{mm} 003 de diamètre), avec un nucléole central très-net. Peut-être pourrait-on assimiler cette substance à celle des ganglions intra-cardiaques de certaines espèces animales ? Je n'émets toutefois cette opinion qu'avec la plus extrême réserve, la signification et les usages de ces cellules étant encore trop problématiques.

Le plexus spermatique émane du plexus rénal, solaire et lombo-aortique ; cette circonstance explique l'étroite sympathie qui existe entre le rein et le testicule, sympathie prouvée par le retrait du testicule à l'anneau, sa sensi-

(1) Ludwig et Tomsa (*Wien, Sitzungsber*, t. XLIV, p. 221).
His, *Zeitchr. f. Wiss., Zool.* XIII, p. 469.
Tommasi (*Wirch. Arch.*, t. XXVIII, p. 370).
Frey, *ibidem*, p. 563.

bilité exagérée, l'irradiation des douleurs lombaires dans le canal inguinal pendant la colique néphrétique. Réciproquement elle permet d'interpréter les symptômes rénaux observés dans la névralgie ilio-scrotale, les douleurs rénales qui précèdent parfois l'orchite (Fournier), celles atroces qui ont été notées dans l'orchite parenchymateuse ; elle fait aussi comprendre comment si l'hypéresthésie nerveuse se propage au plexus solaire ou lombo-aortique, on a pu remarquer des symptômes très-curieux (1). Comme nous l'avons déjà écrit, le plexus spermatique s'anastomose dans toute son étendue avec les nerfs de la vie animale. Apte comme les nerfs de l'urèthre à transmettre et à recevoir une impression, il a sur la nutrition de la glande une influence marquée. M. Obolenski a noté sur des lapins et sur un chien auxquels il avait sectionné le nerf spermatique, une atrophie progressive du testicule correspondant ; il aurait vu chez un homme porteur d'un testicule atrophié, une dégénérescence graisseuse du nerf spermatique du même côté (2).

Nélaton a observé une diminution lente du volume du testicule chez un individu auquel il avait coupé les nerfs du cordon.

Étudions maintenant comment l'irritation des nerfs uréthraux peut se transmettre dans la moelle aux nerfs testiculaires, c'est-à-dire faisons connaître la disposition des noyaux d'origine des nerfs.

(1) Gosselin, *l'orchite névralgique,* clin. de la Charité, cit.
Mauriac, *loco cit.*
Le mémoire de M. Mauriac fort bien fait et couronné par l'Institut, donne une nomenclature complète de ces accidents.

(2) Obolensky, *Anal. en gaz hebdomadaire*, 1868, p. 590.

L'urèthre, le testicule et l'épididyme n'ont pas un centre spinal commun. En supposant même que le centre génito-spinal découvert par Budge et assimilé par Liégeois au centre cilio-spinal soit réel, les nerfs testiculaires et uréthraux en seraient absolument indépendants, puisque d'après Budge lui-même, ce centre, chez l'homme, commanderait seulement les mouvements de la partie inférieure du canal intestinal, de la vessie et des canaux déférents.

Le plexus déférentiel, émanation des plexus vésicaux, pourrait peut-être y être rattaché, mais physiologiquement les expériences de Budge sont muettes à ce sujet. La connaissance du centre génito-spinal, n'a plus, du reste, qu'un intérêt purement historique.

Les centres vaso-moteurs de l'urèthre, de l'épididyme, du testicule, sont donc étagés dans la moelle de bas en haut depuis l'origine du plexus hypogastrique jusqu'au plexus rénal.

Cet éloignement n'implique pas qu'ils ne puissent commuuiquer. Ils peuvent correspondre par l'intermédiaire des autres centres vaso-moteurs interposés entre eux, et réunis en un tout homogène par les prolongements verticaux des cellules sympathiques.

Pour bien comprendre le mode de transmission de l'influx nerveux de l'un à l'autre, il convient de se reporter aux lois qui régissent les actions reflexes.

Lorsqu'à l'exemple de Pflüger, on excite faiblement une région limitée de la peau d'un membre (par exemple du côté droit), on détermine un mouvement reflexe dans les muscles de ce même membre, c'est-à-dire dans les muscles dont les nerfs moteurs sortent de la moelle du même côté et au même niveau que les fibres sensitives excitées *(loi de l'unilatéralité)*; si l'excitation est plus forte, et n'est point épuisée par cette première réaction motrice, elle atteint secondairement l'autre moitié de la moelle, et les muscles qui se meuvent alors sont toujours les congénères de ceux qui se sont déjà contractés dans le côté directement impressionné (*loi de symétrie*). Le membre correspondant (gauche, dans l'exemple choisi), présente toujours des mouvements moins intenses que celui (droit) qui a reçu l'excitation (*loi de l'intensité*). Si l'excitation augmente encore, la réaction motrice s'étend à des fibres centrifuges d'un niveau différent, mais toujours en avançant vers la partie supérieure de la moelle, c'est-à-dire que l'irradiation se fait de bas en haut, de la queue de cheval vers le bulbe et la protubérance (*loi de l'irradiation*). Enfin si l'excitation, et par suite la réaction motrice sont assez énergiques pour se propager de bas en haut jusqu'au bulbe et la protubérance, la réaction devient générale et tous les muscles y prennent part (*loi de la généralisation*) (1).

Les conclusions que nous avons formulées plus haut touchant l'analogie que présentent dans leur disposition anatomique les nerfs myo-moteurs et vaso-moteurs, nous autorisent déjà peut-être à faire en ces derniers l'application des lois physiologistes ci-dessus ?

(1) Ces cinq lois ont été établies par Pflüger par l'expérimentation sur les grenouilles; Chauveau les a confirmées par ses recherches sur les grands mammifères, et M. Jaccoud en a démontré la parfaite exactitude sur une femme atteinte d'un ramolissement apoplectiforme du cerveau et sur un malade qui était paraplégique.

Pflüger, *Die sensorische function des Rückenmarks nebst einer neuen Lehre über die Leitungsgesetze der Reflexionem*. Berlin, 1853.

Jaccoud, *Traité des paraplégies*, cit., p. 119 et 120.

Interrogeons l'expérimentation.

1° *Expériences de W. Edward, de Brown-Sequard et Tholozan, de Brown-Sequard et Lombard.*

MM. Edward ayant plongé une main dans de l'eau 0°, a cherché s'il survenait un changement dans la température de l'autre main. Il a vu dans plusieurs observations que cette main perdait environ 5° Réaumur.

M. W. Edward conclut avec d'autres physiologistes que la température du corps entier avait baissé sous l'influence d'un refroidissement local.

Ce furent Brown-Sequard et Tholozan qui, tout en confirmant les faits d'Edward, démontrèrent la fausseté de l'interprétation à la théorie du *refroidissement par rayonnement*, et y substituèrent le mécanisme de l'action reflexe (1).

Quelques années plus tard, MM. Brown-Sequard et Lombard ont trouvé que l'irritation de la peau par le pincement produit, par une action reflexe de même ordre, dans le membre homologue du côté opposé, un abaissement très marqué de la température (2).

2° *Expériences de Callenfels.*

Il a observé des phénomènes semblables à ceux des précédents auteurs. De plus, il a noté qu'en pinçant l'oreille d'un lapin, les vaisseaux de l'autre oreille se rétrécissaient (3).

(1) Brown-Sequard et Tholozan, Journal de Phys. de l'homme et des animaux, 1858, p. 497-502. *The médical examiner,* septembre 1852. — Société de biologie, 1851.

(2) Expériences sur l'influence de l'irritation des nerfs de la peau sur la température des membres. — *Arch. de phys. norm. et path.* 1868, t. I, p. 688.

(3) Callenfels, cit. par Legros *ras. mol.*, th. cit., p. 95.

3° *Expériences de Putmann.*

Putmann a produit des résultats analogues sur une grenouille, et cela même après la section du bulbe. Il a vu les vaisseaux de la membrane inter-digitale d'un des membres postérieurs se resserrer, lorsqu'il soumettait l'autre membre ou son tronc nerveux principal à des excitations *mécaniques*, chimiques, électriques (1).

4° *Expériences de Maurice Raynaud.*

En les entreprenant, l'auteur avait surtout en vue le traitement de la gangrène symétrique des extrémités. En électrisant la main d'un malade atteint d'asphyxie locale, symétrique des extrémités, la cyanose disparaissait non-seulement de cette main, mais encore de celle du côté opposé, que les réophores pourtant n'avaient pas touché (Obs. V).

Ce phénomène, ajoute M. Raynaud, dénote entre les vaso-moteurs des deux extrémités supérieures, une étroite solidarité qui ne peut être établie que par l'intermédiaire de la moelle (2).

5° *Expériences de Vulpian* (3).

D'après M. Vulpian, on pourrait provoquer des actions vaso-dilatatrices et une élévation de température dans une main, en soumettant l'autre à une source de chaleur. Cherchant à reproduire les expériences de Brown-Sequard et

(1) *The Boston médic. and surch. Journal*, 1870, 82e vol., n° 25, p. 472. Anal in centralblatt, 1872, p. 351.

(2) M. Raynaud, *Nouvelles recherches sur le traitement et la nature de l'Asphysie locale des extrémités. Arch. gén. de méd*, février, 1874, p. 203.

(3) *Loc. cit.*, p. 202.

Tholozan, il n'a pu obtenir les mêmes résultats; plusieurs fois même, il a vu le thermomètre qu'il tenait dans une main, s'élever de quelques degrés, tandis que la main opposée était placée au milieu de fragments de glace concassée. Cette divergence dans les résultats s'explique par les conditions différentes, dans lesquelles les expériences ont été faites. M. Vulpian a opéré à une température ambiante de 18° cent. Or, M. Brown-Sequard fait remarquer avec raison que des expériences de ce genre peuvent seulement réussir en hiver. Il est évident que la main exposée à l'air, et recevant moins de sang par suite de la contraction de ses vaisseaux, ne peut évidemment se refroidir d'une façon notable qu'autant qu'elle est exposée à l'influence réfrigérante d'une atmosphère à basse température.

Dans une seconde série d'expériences, le savant doyen de la Faculté de Paris a remplacé l'action du froid par celle de l'électricité. Il s'est servi dans ses recherches thermo-électriques d'un appareil très ingénieux dont il nous donne la description dans ses leçons sur les vaso-moteurs. Le galvanomètre à gros fil est muni d'un miroir, plan fixé verticalement au-dessus de l'aiguille et parallèlement à l'axe longitudinal de cette aiguille, de telle sorte qu'il se meut avec elle et dans le même sens qu'elle. Une règle graduée en centimètres, est fixée par son milieu, au pivot d'une lunette destinée à observer à distance les déviations de l'aiguille du galvanomètre. Cette règle a sa face graduée, située verticalement, et elle est placée au-dessous de la lunette, perpendiculairement à l'axe longitudinal de cette lunette. Celle-ci est pourvue d'un fil vertical servant de ligne de repère.

Pour chaque observation, l'expérimentateur dispose les choses de manière que la règle se réfléchisse dans le miroir du galvanomètre. Il peut alors, à l'aide de la lunette, voir nettement les divisions de la règle graduée, réfléchie dans le miroir, et noter, lorsque l'aiguille du galvanomètre est immobile, la division qui correspond exactement à la ligne de repère. Quand l'aiguille se dévie dans un sens ou dans l'autre, le miroir se dévie nécessairement aussi, et il en est de même de l'image de la règle graduée, réfléchie dans le miroir, de telle sorte que les divisions de celle-ci passent de droite à gauche et de gauche à droite, suivant le sens de la déviation, devant la ligne de repère de la lunette. La grandeur de la déviation est représentée par le nombre de millimètres qui ont passé devant le fil de repère de droite à gauche ou de gauche à droite, jusqu'au moment où s'est arrêté le mouvement de déplacement de l'image.

Pour connaître alors la signification des déviations galvanométriques, on constate, lors de chaque expérience, le sens dans lequel le refroidissement d'une des aiguilles thermo-électriques fait dévier le miroir. On peut, en se servant de bains d'huile à des températures connues, et en y plongeant les aiguilles thermo-électriques, évaluer les déplacements du miroir, en degrés de thermomètre centigrade.

M. Vulpian, à l'aide de cet appareil, a prouvé que l'irritation électrique du nerf le plus volumineux d'un membre postérieur peut provoquer des modifications reflexes de la chaleur dans le membre homologue du côté opposé. Comme ce phénomène a lieu après la section de la moelle au-dessus du bulbe, on est obligé d'admettre que les appareils organiques qui ont concouru à sa production, sont situés dans toute la hauteur de la moelle.

L'excès de chaleur pour M. Vulpian serait dû à une dilatation vasculaire. Les expériences suivantes, les dernières que nous citions, ne laissent aucun doute sur la vérité de cette assertion.

6° *Expériences de Franck, de Mosso, de Oré, de Léo Testut* (1).

A chaque systole, les artères de la main se dilatent pour

(1) Franck, *Compte rendu Acad. des sciences*, 10 avril 1870, *Gaz. hebd.*, 1876, n° 247.

A Mosso, *Sopra un nuovo metodo per scrivere i movimenti dei vasi sanguigni nell' uomo*. Torino, 1875.

Leo Testut; th. cit., p. 400 et suiv.

recevoir une certaine quantité de sang, et la main présente fatalement une augmentation de volume. Après la systole, la main reprend son volume initial. On comprend sans peine que, si l'on place la main dans un vase rempli d'eau et hermétiquement fermé, auquel on aura adapté un tube vertical renfermant également de l'eau dans sa partie inférieure, on verra la colonne liquide s'élever brusquement à chaque systole cardiaque (diastole artérielle), pour s'abaisser lentement pendant tout le temps que mettent les artères à écouler vers les capillaires, le sang qu'elles ont reçu du cœur. Si la main s'échauffe, le liquide montera davantage dans le tube, si elle se refroidit, la ligne de descente sera plus considérable. Tel est le principe sur lequel reposent les expériences de Franck et de Mosso.

Nous ne donnerons pas la description détaillée de tous ces appareils, cela nous entraînerait trop loin, nous nous contenterons des résultats.

MM. Franck et Mosso, en employant la méthode sphygmographique, c'est-à-dire en enregistrant avec un crayon sur un cylindre tournant recouvert d'une lame de papier, les variations de hauteur de la colonne liquide ont noté la diminution de volume d'une main, quand on a touché la peau du dos de la main opposé avec un morceau de glace.

Quant aux expériences de MM. Oré et Testut, elles ne sont qu'une confirmation des expériences précédentes.

Il nous reste, pour suivre le plan que nous nous sommes tracé, d'indiquer les faits cliniques. Ils sont encore peu nombreux, mais si le vieil adage *non numerando sed ponderanda* est toujours vrai, la quantité en est compensée par la qualité. Weir, Mitchell et Annandale ont publié deux cas où une irritation périphérique a provoqué une éruption du côté correspondan à l'irritation et une affection identique sur la région homologue du côté opposé (1).

Barthez a observé le rétablissement de la suppuration sur la surface desséchée d'un ancien vésicatoire par l'application d'un nouvel emplâtre, vésicant sur le point correspondant de l'autre côté du corps (2).

Broussais cite un fait à peu près semblable. « J'ai vu, dit-il, des rougeurs suivies d'une éruption croûteuse sur la jambe gauche, produites par un li iment ammoniacal avec lequel on avait frotté la jambe droite attaquée de paralysie (3).

Il ne doit donc y avoir aucun doute, à l'état morbide comme à l'état sain, une solidarité intime unit les régions homologues du corps. Cette solidarité vasculaire est établie par les commissures de la moelle. La loi de Pflüger, de *la réflexion bilatérale,* dans les centres myomoteurs de la moelle, est applicable aux centres vasomoteurs. Pourquoi ce qui est vrai pour l'une, serait-il inexact pour les autres ?

Nous en avons fini avec cette longue exposition de faits anatomiques et physiologiques ; grâce à eux, nous pouvons marcher de l'avant, juger et décider de la valeur des arguments apportés en faveur de la théorie de la genèse de l'orchite par influx nerveux.

Pour que l'orchite puisse se produire par ce mécanisme, il est nécessaire que l'inflammation de la muqueuse uréthrale date de plusieurs jours, qu'elle soit très-étendue *en superficie et en épaisseur*.

(1) Weir Mitchelle, Loc. cit.
Annandale, *Malformations of the fingersand toes*, London, 1866.

(2) Barthez, *Nouveaux éléments de la science de l'homme*, t. II.

(3) Broussais, *Examen des doctrines médicales*, 1821, p. 383.

Si elle n'était pas ancienne, la congestion testiculaire ne serait pas assez répétée pour engendrer une inflammation exsudative. — L'inflammation reflexe vient surtout après une série de congestions, provoquées par une succession d'incitations nerveuses.

Si la blennorrhagie n'attaquait pas la trame même de la muqueuse, si elle n'envahissait pas le canal de l'urèthre dans presque toute son étendue, l'excitation nerveuse uréthrale ne serait pas assez violente pour provoquer des congestions. — Sans dire que dans une action reflexe, la réaction soit égale à l'excitation, on peut avancer qu'elle est d'autant plus intense que cette dernière a été plus forte. En physiologie, ce rapport entre l'intensité de l'excitant et l'intensité de l'acte excito-moteur peut être journellement vérifié.

Les noyaux médullaires vaso-moteurs de l'urèthre et de l'épididyme ne sont pas les mêmes ; bien que les nerfs des deux organes émanent du même plexus (plexus hypogastrique qui est très-large) ; il s'ensuit que l'influx nerveux ne se transmet de l'un à l'autre, de bas en haut, que par *irradiation* (1). L'irradiation est une cause de déperdition de l'influx nerveux, et si les rameaux sensitifs de la muqueuse uréthrale ne sont pas excités en grand nombre, c'est-à-dire sur une large surface, (inflammation étendue de la muqueuse), et dans une certaine longueur de leur trajet (inflammation profonde de la muqueuse), l'excitation sera perdue ou trop amoindrie avant d'arriver au centre qu'elle doit inciter.

C'est pour la même raison que l'orchite parenchyma-

(1) Voir précédemment loi de Pflüger.

Un bel exemple de congestion reflexe par synergie vaso-motrice est l'hypersécrétion salivaire obtenue par l'irritation des conduits excréteurs des glandes (reflexe directe) ou par dépôt d'un coup sapide sur la langue (reflexe irradié).

teuse par action reflexe est plus rare encore que l'épididymite de même cause, les phénomènes de diffusion ayant encore plus le temps de se produire avant d'atteindre les noyaux médullaires sous-diaphragmatiques plus élevés du plexus solaire et du plexus rénal, origines des plexus spermatiques.

L'orchite reflexe existe, mais l'exitation transmisé, on ne saurait trop s'y appesantir, doit être si souvent perdue ou amoindrie, que cette variété d'inflammation testiculaire peut être regardée comme très exceptionnelle.

Ce qu'il importe de savoir, c'est que cette excitation, sans aboutir généralement à l'inflammation, provoque une congestion qui, à la moindre imprudence, peut causer l'épididymite. De là, le conseil salutaire donné par beaucoup de médecins à leurs malades, d'éviter toute fatigue, tout excès de nourriture, tout rapport sexuel, et de porter un suspensoir, pendant toute la durée de l'écoulement blennorrhagique.

Nous verrons plus loin les conséquences importantes qui découlent encore de la connaissance de l'influence exercée sur la production de l'orchite par le système nerveux, lorsque nous en serons arrivés au chapitre consacré à l'étude de l'orchite dans les cas d'anomalies du testicule.

Si le mécanisme de l'action reflexe par synergie vasomotrice n'est qu'exceptionnellement applicable à *l'épididymite unilatérale* ou *bilatérale d'emblée* (1), il est cons-

(1) Les épididymites doubles d'emblée sont assez rares. On en trouve à peu près un cas sur trente. Ordinairement les deux côtés se prennent successivement et celui qui s'est enflammé le premier se résout rapide-

tant dans l'*épididymite bilatérale successive*. Le fait avait déjà été vu par M. Ricord, bien qu'il n'en eut pu donner l'explication. « Lorsque la maladie, dit-il, passe brusquement d'un côté à l'autre, ce que je désigne sous le nom d'*épididymite à bascule*, on a ordinairement affaire à une affection sympathique ; aussi n'est-il pas rare, quand l'épididyme de l'autre côté se prend, de voir souvent et d'une manière brusque, revenir le premier à l'état normal. Au contraire, dans l'épididymite double d'emblée, on trouve presque toujours les cordons engorgés (1). »

Cela est vrai. Quel est le praticien qui n'a pas vu l'orchite passer, dans l'espace d'une nuit, d'un testicule à l'autre ?

Ainsi restreinte, la théorie de la synergie vaso-motrice trouve sa confirmation dans ce que nous savons sur la solidarité des régions homologues et des organes pairs.

Ce qui est exact au point de vue anatomique et physiologique, ne l'est pas moins au point de vue clinique. Combien de fois n'a-t-on pas vu les affections d'un œil se transmettre à l'œil opposé parfaitement en dehors de la cause du mal (ophtalmie sympathique) ? Ne sait-on pas que la perte de l'ouïe due à une lésion de l'oreille interne ou moyenne peut entraîner une maladie de même nature dans l'oreille de l'autre côté ? L'odontalgie, dépendance d'une carie dentaire, se fait sentir quelquefois aux dents de la partie symétrique des maxillaires. Les mamelles, les reins, les ovaires, les glandes salivaires sont en corrélations intimes. La

ment, tandis que le second suit la marche ordinaire des épididymites simples. » Hardy. *loc. cit*, p. 35 et p. 22.

(1) Ricord, *Note sur l'épididymite blennorrhagique* ; Bouvier, *lettre sur l'orchite*, Rapport de Roux et Rochoux (discussion) in Bulletin de l'Académie de médecine, 1838, t. II, p. 506 et suiv.

moelle et les nerfs qui en sortent sont pour les viscères pairs ce que le corps calleux est pour les hémisphères cérébraux, un trait d'union conduisant les manifestations physiologiques ou pathologiques de l'un à l'autre. Cette union synallagmatique apparaît aussi dans les groupes musculaires, dans les articulations de même nom, dans la disposition de l'athérome artériel. Nous avons montré qu'il en était de même à droite et à gauche, pour les régions semblables des téguments : *Totum corpus humanum in duas æquales partes æternas dividitur ad Hippocratis mentem* (Lorry).

Simplifiant cette formule, on peut dire qu'il existe une solidarité parfaite entre deux points quelconques de l'organisme présentant avec la ligne médiane les mêmes rapports de position. Cette solidarité n'est qu'une page dans l'histoire physiologique et morbide des fibres commissurales qui unissent entre elles dans toute leur hauteur, les deux moitiés latérales de l'axe encéphalo-médullaires.

L'orchite bilatérale successive est due à l'irritation, qui, partie du testicule malade, s'est propagée du centre vaso-moteur intra-médullaire du même côté, au centre homologue du côté opposé qui tient sous sa dépendance la circulation de la glande spermatique saine. Par suite du balancement qui existe entre les *actions* nerveuses, le testicule malade redevient à l'état normal en même temps que l'autre se prend. Peut-être est-ce à la même cause qu'il faut attribuer le rapport qui paraît exister entre la sécrétion morbide du canal de l'urèthre et la *détermination* congestive ou inflammatoire qui s'effectue sur le testicule et ses annexes ?...

Théorie de l'absorption du principe blennorrhagique avec manifestation sur le testicule de la maladie causée par l'absorption de ce principe.

Cette théorie est aussi complexe que les précédentes. Pour qu'elle soit vraie, il faut qu'elle satisfasse à certaines conditions. Ces conditions sont résumées dans les propositions suivantes, qui s'enchaînent toutes :

La muqueuse uréthrale peut-elle absorber ?
Quelle est la nature du principe absorbé ?
Le principe absorbé peut-il causer une affection générale ?
Pourquoi cette affection générale porte-t-elle ses manifestations de préférence sur le testicule ?

Si l'épithélium n'est pas un obstacle, l'absorption doit non-seulement être possible, mais encore très-active dans l'urèthre ; le nombre, la disposition des vaisseaux de la muqueuse, tout tend à la favoriser. Les lymphatiques sont plus superficiels que partout ailleurs, et le canal est garni dans toute son étendue, de papilles simples ou composées, dans lesquelles s'épanouissent des touffes vasculaires. Ces papilles, trop nourries, sont le point de départ de ces fongosités que M. Désormeaux, à l'aide de son endoscope, a constaté chez les individus atteints d'une blennorrhagie très-aiguë.

La muqueuse uréthrale absorbe aussi bien à l'état sain qu'à l'état pathologique, c'est-à-dire aussi bien quand le derme muqueux est recouvert de son épithélium, que lorsqu'il en est dépourvu (1).

(1) Le premier acte de l'inflammation d'une muqueuse ou d'une séreuse est la chute de son épithélium.

Il en est tout autrement de la vessie qui n'assimile les liquides toxiques ou médicamenteux injectés dans sa cavité (morphine, strychnine, atropine, ferro-cyanure potassium) que lorsqu'elle est malade (1).

Cette différence dans les fonctions des deux muqueuses résulte de la dissemblance des épithéliums.

On a bien voulu dénier toute importance à l'épithélium, on a prétendu pour la vessie, par exemple, que, si celle-ci n'absorbait pas à l'état sain, cela tenait à ce qu'elle ne possédait pas de lymphatiques. Une expérience bien simple prouve le contraire. L'épithélium vésical conserve encore sa vitalité, et par suite son imperméabilité quelques heures après la mort; si on injecte par une sonde du ferro-cyanure dans la vessie d'un animal, qu'on le mette à mort, qu'on découvre le réservoir urinaire, et qu'on dépose un sel ferrique sur la face externe de la poche, on ne verra pas se former de bleu de Prusse, preuve que les deux sels sont séparés par un tissu imperméable, l'épithélium. Mais si, avec un fil de fer introduit dans la vessie par le canal de l'urèthre, on gratte ou détruit un peu de la surface épithéliale, on voit se former une tache bleue en ce point. Dans ce refus de passage il faut donc voir un phénomène essentiellement épithélial; il ne suffit pas pour expliquer le défaut d'absorption, d'invoquer la non présence d'origines lymphatiques dans l'organe, d'autant plus que dans l'acte de l'absorption les vaisseaux sanguins sont pour le moins aussi importants que les vaisseaux blancs.

(2) Alling, *De l'absorption par la muqueuse vésico-uréthrale*. Th., Paris, 1871.

L'épithélium uréthral appartient à la classe des épithéliums perméables, ses cellules pavimenteuses et cylindriques, moins résistantes, de nature différente, et à stratifications moins nombreuses que les cellules vésicales, se laissent facilement traverser. Malgré une cuirasse épithéliale, en voie de rénovation incessante, la muqueuse uréthrale n'est pas une enceinte infranchissable. En injectant dans l'urèthre, dont on a lié l'extrémité postérieure, un liquide toxique, on voit rapidement des accidents généraux se produire. A la suite d'opérations qui se pratiquent sur l'urèthre et sur la vessie, et même après un simple catéthérisme on observe des accès de fièvre intermittente, qui, souvent, se présentent avec la plus grande gravité et peuvent amener la mort. L'hypothèse du passage de l'urine dans le torrent circulatoire développée par Velpeau a été reprise ; elle ne souffre guère aujourd'hui de contradiction. On suppose que l'urine peut être introduite dans l'économie ou par voie d'absorption au moyen des vaisseaux lymphatiques, des veines ouvertes, mises à nu, ou par la membrane muqueuse uréthrale, modifiée dans ses fonctions par le fait de l'introduction d'un catheter (1).

(1) Velpeau, *Accidents, suite du cathétérisme,* clin, chir. 1840, t. III, p. 384.

Perdrigeon, *Des accidents fébriles à forme intermittente,* etc. th. Paris, 1853.

De Saint Germain, *De la fièvre uréthrale*, th. Paris, 1865.

Reliquet, th., Paris, 1861.

Lire aussi : *Sedillot Civiale,* où on trouvera des indications bibliographiques nombreuses.

Non-seulement l'épithélium uréthral est très-perméable, mais encore il est peu résistant. La tendance perpétuelle aux écoulements chez les individus déjà atteints de blennorrhagie trouve son explication dans la délicatesse de cette couche cellulaire, qui une fois prise revient difficilement à son état normal, et reste par suite très-prompte à s'irriter;

Pourquoi puisqu'il y a une intoxication urineuse par absorption de l'urèthre, n'y aurait-il pas une intoxication blennorrhagique ? La question est spécieuse. Est-elle vraie ? C'est ce que nous allons voir.

On donne aujourd'hui le nom de blennorrhagie à trois variétés d'écoulements uréthraux ayant des causes bien différentes.

Dans une première variété, l'écoulement est causé par un chancre de l'urèthre quelle qu'en soit sa nature (mou ou induré). Nous n'avons pas à nous en occuper ici.

Dans une seconde variété, l'écoulement est la conséquence d'une inflammation cattarrhale simple de la muqueuse. C'est ainsi que l'introduction des sondes dans l'urèthre, les manœuvres de la masturbation, les contusions de pénis, le rhumastisme (1), les excès de coït ou de boissons, les rapports sexuels avec des femmes leucorrhéiques ou pendant la période des règles, ont quelquefois enflammé le canal et provoqué un écoulement muqueux ou puriforme. Fréquemment les femmes donnent la blennorrhagie sans l'avoir, a écrit Ricord (2) ; bien plus, le célèbre syphilographe a résumé, sous forme

les rapprochements sexuels à une époque trop-rapprochée de la fin de la blennorrhagie contribuent à retarder la rénovation de l'épithélium. Les érections en produisent la distension. Celui-ci à peine formé, très-mince, peu solide, se détruit à ce moment avec la plus grande facilité, et cet état subinflammatoire de l'urèthre est une cause prédisposante pour une nouvelle gonorrhée.

(1) Bonnière, *Essai théorique et pratique sur la blennorrhagie*, Paris, 1866.

Calvo, *Abeilles médicales*, 1874.

(2) Ricord, *Lettres sur la syphilis*, Paris, 1863, p. 47.

d'aphorisme la manière de contracter une pareille chaudepisse.

Ces blennorrhagies s'expliquent par les propriétés irritantes du fluide qui est mis en contact avec l'urèthre, et dont l'âcreté est telle, qu'il rougit ou excorie quelquefois la vulve et la partie interne des cuisses de la femme elle-même. Les signes distinctifs se trouvent dans la couleur moins foncée, la fluidité, le peu d'abondance de l'écoulement, dans la douleur fort peu intense qui accompagne l'émission des urines, dans la marche rapide de la maladie. On ignore si une blennorrhagie contractée dans ces conditions est susceptible de se transmettre à une femme saine, mais cela paraît peu probable.

A propos de cette blennorrhagie, on a dit : Comme médecin il ne faut pas y croire, comme moraliste il faut avoir la bonhomie de l'accepter ; elle garantit la fidélité des femmes, laisse aux hommes toutes leurs illusions, sauvegarde le repos des familles. La phrase est spirituelle peut-être, mais elle est inexacte ; cette variété de blennorrhagie existe (1).

A priori, on peut avancer que cette blennorrhagie, affection purement locale, ni virulente, ni spécifique, ne saurait engendrer une affection générale. En supposant même que le pus de l'écoulement soit résorbé, ce que nous nions, les globules purulents non virulents ne sauraient avoir un effet bien nuisible sur l'économie. Le temps n'est plus où on attribuait à l'absorption des globules purulents sans distinction, une foule d'accidents. Il y a identité absolue entre les globules du sang, ceux

(1) Baumès, *Traité des maladies vénériennes*, t. I, p. 200.

Rollet, Art. blennorrhagie, *Dict. encycl. des c. méd.* t. IX, p. 644 et 647.

Fournier, Art. blennorrhagie, *Dict. de médecine et de chirurgie pratiques.*

du *pus non virulent*, ceux du chyle et de la lymphe. Quelle action notive pourrait avoir sur l'organisme l'adjonction de quelques globules à ceux qui roulent, lentement déjà en quantités innombrables au milieu du plasma sanguin, le long des parois des vaisseaux ? Un peu de leucocytose (1) et peut-être plus tard de pléthore sanguine.

On s'étonnera peut-être de voir accolés l'un à l'autre ces deux mots : *leucocytose* et *pléthore.* Cela tient à ce que ces deux états sont connexes ; la leucocytose est l'excès des globules blancs dans le sang, la pléthore est l'excès des globules rouges. Or, comme la transformation des globules blancs en globules rouges paraît acquise, il ne nous semble pas douteux que le premier état ne puisse engendrer le second. Recklinghausen et Kollikër ont vu cette métamorphose des globules blancs en globules rouges avoir lieu, même en dehors de l'organisme, au contact d'un air humide, dans du sang conservé à la température du corps vivant. Dans la série animale, on trouve toutes les transitions entre les deux espèces de globules : Rouget les a constatées chez le têtard, les siponcles et le lapin. Dans le canal thoracique et dans les veines pulmonaires de l'homme, on à trouvé de jeunes globules rouges présentant des caractères intermédiaires entre les globules blancs et les globules rouges parfaits. Quant aux preuves indirectes elles sont moins certaines, il suffira de rappeler que les glandes lymphatiques et la rate versent continuellement dans le sang des globules

(1) Dans un autre ordre d'idées, voici ce qu'écrit M. Ranvier :
« Malgré les expériences récentes de Recklinghausen et de Conheim, « sur la migration des globules de pus, la théorie de l'infection puru- « lente par absorption de ces globules n'est guère acceptable aujour- « d'hui, d'autant plus qu'il faudrait encore prouver que ces globules « ont une action nuisible sur l'économie. »

blancs, pourtant le nombre de ces éléments n'augmente pas ; on est donc forcé d'admettre qu'ils disparaissent en se changeant en globules rouges, puisqu'on ne connaît aucune forme qui les représente en voie de destruction. Enfin, il est indispensable que les globules rouges aient une origine, et qu'ils dérivent d'une cellule préexistante, car ces globules nous représentent une forme cellulaire déjà ancienne, attendu la perte du noyau et la présence d'une matière colorante (hémoglobine). Si *la genèse* immédiate peut être invoquée pour la production des globules blancs, qui sont des éléments jeunes, pourvus de noyaux et de granulations, elle ne peut l'être pour les globules rouges qui sont des éléments vieux ; l'état jeune des globules rouges ne peut nous être représenté que par des globules blancs (1).

Quoiqu'il en soit, la leucocytose seule, ou la pléthore, si elle est la conséquence d'une leucocytose exagérée, ne peuvent engendrer ces accidents multiples que causent la blennorrhagie (2).

La troisième variété de blennorrhagie est la blennorrhagie virulente et spécifique. Celle-ci doit nous occuper davantage.

Quel en est le principe virulent ? Est-il absorbable ? Deux demandes auxquelles on doit satisfaire, et qui,

(1) L. Malassez et Picard, *Recherches sur les modifications qu'éprouve le sang dans son passage à travers la rate, au double point de vue de sa richesse en globules rouges et de sa capacité respiratoire.* (Compt. rend. Acad. des sciences, 21 décembre 1878.

G. Pouchet. *Du rôle de la rate et de la morphologie des globules sanguins*, Société de biologie, séance du 1er juin 1874).

(2) Ce n'est pas la disproportion entre les globules qui constitue l'anémie, que l'on pourrait invoquer ici en supposant vraie la théorie de l'absorption des globules blancs, c'est la diminution de la matière colorante des globules rouges ou hémoglobine.

sauf une réponse catégorique, réduisent à néant les accidents attribués à la blennorrhagie.

Le pus blennorrhagique est le seul substratum du virus blennorrhagique.

A l'œil nu le pus blennorrhagique n'a rien qui le distingue du pus ordinaire. Il est aussi crémeux, aussi bien lié que le pus louable. Ordinairement il est un peu verdâtre, mais en chirurgie on a noté des suppurations bleues ou jaunes, sans changement appréciable dans la constitution du liquide excrété (1).

L'analyse chimique ne nous a pas mieux renseigné sur la nature particulière de ce produit. Il ne se compose pas d'autres éléments que le pus ordinaire.

Pendant un instant, avec l'aide de l'histologie, on a voulu inventer la septicemie blennorrhagique. Nous avons la bactéridie du charbon et de la pustule maligne, le vibrion de la septicémie et de l'infection purulente, on a cru avoir trouvé le microbe de la blennorrhagie. Donné à découvert, qu'en outre des globules purulents, il existait dans le muco-pus blennorrhagique de l'homme une multitude d'*animalcules microscopiques* : *le vibrio-lineola*, et dans le muco-pus de la vaginite : *le trichomonas-vaginalis* (2). M. Jousseaume a fait voir dans le pus et sur la muqueuse affectée, *un parasite végétal* auquel il a donné le nom de *genitalia* (3). Ces parasites *végétaux* ou *animaux* sont authentiques, mais ils ne se

(1) Longuet, *Des suppurations* bleues. Paris, 1872.

(2) Donné (Al.), *Recherches microscopiques sur la nature des mucus et la matière des divers écoulements des organes génito-urinaires chez l'homme et chez la femme; description des nouveaux animalcules découverts*, etc. Paris, 1837, in-8°, pl. I.

(3) Jousseaume, *Parasite végétal, cause de la blennorrhagie.* In *des végétaux parasites de l'homme.* Th. Paris, 1862, n° 30, p. 61 et suiv.

rencontrent qu'accidentellement dans le pus blennorrhagique, ou s'observent dans d'autres liquides non contagieux. Ces microphytes ou les autres éléments cellulaires sont ici, comme dans beaucoup d'auters affections, un effet et non une cause.

On a déjà trop abusé en médecine des microzymas, des vibrions, des monades et des bactéries; ces protoorganismes ne sauraient expliquer toutes les maladies (1).

Avec ses corpuscules, le muco-pus blennorrhagique, porté sous le champ du microscope, a les caractères du pus ordinaire.

M. Van Roosbroeck a émis cette opinion, que le pus blennorrhagique devait ses propriétés à la nature de la glande qui le secrète. Le crypte muqueux, pour lui, ne donnerait que du pus contagieux. Cette doctrine est erronée, puisqu'il y a une blennorrhagie catarrhale simple, et que, d'après MM. Robin et Cadiat, la muqueuse uréthrale contient, non-seulement des cryptes muqueux, mais encore d'autres glandes (2).

M. Thiry, comme M. Van Roosbroeck, a pensé que le pus recevait le contagium de l'élément anatomique qui le fournit. Mais ce n'est plus un élément normal, c'est un élément pathologique, *la granulation*. Le pus blennorrhagique ne devient contagieux que lorsqu'il provient de la muqueuse rendue granuleuse par l'inflammation, aussi appelle-t-il le virus blennorrhagique, *virus granuleux*. C'est encore une erreur, beaucoup de blennorrhagies sont contagieuses sans granulations (3).

(1) Voir *Bulletin Société médicale d'Indre-et-Loire,* discussion sur la fièvre typhoïde. Année 1877, p. 12.

(2) Robin et Cadiat, *loc. cit.*

(3) Thiry, *Recherches nouvelles sur les affections blennorrhagiques*, in *Pr. méd. belge*, p. 61, 1864.

Le principe contagieux de la blennorrhagie, essentiellement spécial au pus, paraît adhérer plus particulièrement à certaines parties de ce produit morbide, aux éléments figurés aux parties solides, *aux globules purulents.* Ce sont eux qui servent de supports à l'élément virulent.

Ce principe n'est pas moins bien défini, ni plus insaisissable que celui du chancre simple.

On peut filtrer du pus blennorrhagique et faire l'innoculation avec la pointe d'une lancette chargée de l'humidité recueillie sur le revers du filtre ou dans le liquide transsudé, sans produire aucun effet. MM. Rollet et Chauveau sont arrivés aux mêmes conclusions touchant la partie active du virus du chancre simple, de la morve et du vaccin qu'ils placent, comme le précédent, dans les éléments solides de ce produit (1).

Le pus blennorrhagique est un virus, car il en a l'attribut essentiel, attribut que ces derniers partagent du reste avec les parasites, c'est-à-dire la propriété de croître et de multiplier.

Ce virus est très résistant. Il ne cesse d'être contagieux ou réinoculable que lorsque le muco-pus est traité par la chaleur jusqu'à la coagulation ou par le chlorure de chaux, ou bien décomposé par la putréfaction (Van Roosbroeck).

Les faits suivants prouvent l'intensité de sa puissance. Rœder dit que le muco-pus délayé dans l'eau (une partie sur 80 eau), conserve encore ses propriétés septiques. Decondé et Florent-Cunier ont démontré que le pus

(1) Rollet, *Art. chancre du dictionnaire encyclopédique,* t. XV, p. 237.

Chauveau, *De l'isolement des virus.* Académie des sc., 1869. — Séance du 5 avril.

Brouardel, *Des éléments actifs du virus vaccin.* — *Revue des cours scientifiques.* Année 1870, n° 5, p. 77.

même desséché gardait son contagium. Ce pouvoir de contagium se maintient égal pendant toute la blennorrhagie. Les nombreuses observations de Griensenger, de Biermer, de Rœder, prouvent que l'inoculation de la goutte militaire produit la blennorrhagie. Rodet a inoculé la blennorrhagie au moyen du muco-pus d'une chaudepisse qui datait d'un mois environ (1). M. Walormont, de Bruxelles, a obtenu le même résultat avec le pus d'une blennorrhagie ancienne de quatre mois (2). De là, l'indication clinique de ne pas permettre à un individu malade de rapprochements sexuels avant la terminaison complète de l'écoulement.

Le virus de la blennorrhagie, à l'exemple de ses homologues, le virus de la morve du vaccin, du chancre simple, n'est pas un virus polymorphe comme celui de la syphilis. On a inoculé des humeurs contagieuses recueillies sur des chancres indurés anciens ou récents, sur des plaques muqueuses, sur des ulcérations amygdaliennes, sur des éruptions pustuleuses; on a inoculé avec succès le sang d'un syphilitique. Le virus syphilitique, par cela même qu'il se présente sous des formes matérielles multiples, contraste avec les principes contagieux des maladies précédentes, virus qui ont pour véhicules les leucocytes seuls.

Cette localisation du principe virulent était intéressante à connaître. La muqueuse uréthrale aura beau absorber maint liquide, si les globules purulents ne sont pas assimilables, ne peuvent traverser les parois vasculaires (l'épithélium uréthral n'étant pas une barrière imperméable), il devient évident qu'il n'y aura pas auto-infection.

(1) Rodet, *Compte-rendu du service de l'Antiquaille.*

(2) Ed. Landowski, *Essai sur la blennorrhagie uréthrale,* th., Montpellier, 1867.

La doctrine de la diapédèse des globules blancs admise sans restriction par Recklinghausen, Conheim, Hayem, Vulpian, Charcot, etc., est rejetée par Robin, Duval, Strauss, Feltz et nombre d'autres. En ce qui me concerne, ce que j'ai vu me conduirait à ne pas y croire. Les préparations que mon excellent ami, M. Strauss, professeur agrégé à la Faculté de médecine de Paris, m'a montré en 1872, à la Pitié, les recherches consciencieuses de mon ancien collègue M. le professeur Picot, recherches dont j'ai pu constater la scrupuleuse minutie, me paraissent entièrement concluantes. Dans le phénomène de la suppuration, les premiers globules blancs de nouvelle formation apparaissent dans les espaces intra vasculaires, très loin des vaisseaux et « ce qui a pu « faire croire au passage des leucocytes à travers les « parois vasculaires, c'est leur apparition autour des « vaisseaux dans des positions telles que souvent on les « voit situés en partie dans les capillaires et en partie « en dehors. » (Picot) (1).

Si le virus de la morve, de la vaccine, du chancre mou, produisent une infection générale, c'est qu'ils sont introduits dans les vaisseaux consécutivement à un traumatisme qui les a déchirés, tandis que la blennor-

(1) Picot, *Recherches expérimentales sur l'inflammation suppurative et le passage des leucocytes à travers les parois vasculaires*, in Bulletin acad. des sciences, 20 juin 1870. — *Journal de l'anat. de Robin*, septembre 1870, p. 465 et suiv. — *Les grands processus morbides*, t. I, Paris, 1878.

L'opinion de MM. Duval et Strauss, que les partisans de la diapédèse regardent comme favorables à leur doctrine, leur est absolument contraire. Ces histologistes ont bien observé la sortie des globules blancs des vaisseaux, mais dans des circonstances exceptionnelles, et alors que la suppuration déjà très avancée, avait ramené les parois vasculaires à l'état embryonnaire (Duval et Strauss, *Arch. de physiol.*, 1872).

rhagie se transmet d'une muqueuse malade à une muqueuse saine. La blennorrhagie est une affection locale, et le principe virulent, cause probable de la spécificité de l'écoulement, ne pénètre pas dans la circulation générale (1).

S'il en était autrement, la multiplication des germes par scission des leucocytes infectes ou la transmission de l'infection des globules malades aux globules sains, ferait vite de l'organisme tout entier un vaste champ purulent, comme cela arrive pour chaque ganglion lymphatique où le pus du chanvre mou s'introduit. Il surviendrait une maladie de même nature que l'infection purulente, une pyohémie virulente comme celle de la morve.

C'est pourquoi plusieurs auteurs ont admis une *diathèse blennorrhagique acquise*, analogue, mais non identique à la diathèse syphilitique. Cette diathèse acquise expliquerait merveilleusement les accidents rhumatismaux de la blennorrhagie, de même que la diathèse purulente acquise, créée par Gerdy, Tessier et Maisonneuve servait à interpréter les manifestations de l'infection purulente. Cette hypothèse, ingénieuse sans doute, est contraire non-seulement à ce que nous savons sur la migration des globules purulents, mais encore est en contradiction avec les faits cliniques. Quels sont les symptômes de cette intoxication lente ou aiguë, comment se traduisent-ils ? Pourquoi le rhumatisme blennorrhagique se termine-t-il si rarement par suppuration ? Enfin, si le rhumatisme peut, à la rigueur, être attribué à cette intoxication, comment mettre à son

(1) De Castelnau, Vidal (de Cassis), *loc. cit.*

Note sur des cas de gonorrhée et infection purulente consécutive, par M. Chesteris. British médic., Journal, p. 3, 2 décembre 1876.

actif la production d'un érythème noueux, d'une sciatique, d'une iritis ?

Pour M. Simonet (1), le rhumatisme blennorrhagique serait le résultat de l'absorption de l'urine par la muqueuse uréthrale, modifiée à sa surface par l'inflammation. Comme la précédente, cette hypothèse ne nous paraît guère acceptable. L'urine, lancée avec force, n'est pas assez longtemps en contact avec le canal pour que des gouttelettes soient résorbées ; d'autre part, les symptômes notés ne sont pas ceux de l'urémie ou de l'ammoniémie.

La blennorrhagie ne pouvant causer une infection générale, il ne saurait y avoir de rhumatisme de péricardite, d'endocardite (2) d'iritis, de conjonctivite, de sciatique blennorrhagiques.

Je suis d'autant plus à l'aise pour m'exprimer ainsi que le nombre considérable des documents, la variété des opinions émises par une série d'observateurs également compétents, me donnent toute liberté pour juger.

Les théories de la métastase (Swiedaur), de la sympathie (Rollet), de l'action reflexe (Fournier), ne nous satisfont pas plus que celles de la diathèse blennorrhagique acquise ou d'une intoxication pyohémique. Quant à l'avis de M. le professeur Thiry (de Bruxelles), qui

(1) Communication orale.

A. Landowski, *th. cit.*

(2) *De l'endocardite blennorrhagique.* — Desnos, Société médicale des hôpitaux, séance du 9 novembre 1877.

Tixier, *Th. Paris*, 1866. — Du rhumatisme blennorrhagique.

Hervieux, *Gaz. méd.*, 1858.

Lorain, cité par Robert, th. Paris, 1868, p. 15. — *De la nature de la blennorrhagie étudiée dans ses accidents consécutifs.*

admet une simple coïncidence entre le rhumatisme et la blennorrhagie, il est en contradiction si flagrante avec les faits, qu'il nous semble inutile d'y insister davantage (1).

Comment alors expliquer les affections multiples et si dissemblables qui surviennent pendant et après la blennorrhagie ? Scientifiquement, il ne suffit pas de détruire, il faut encore reconstituer. — Il existe un lien, nous en convenons, entre ces accidents et l'écoulement; ce lien, il faut le trouver.

Il est tout autre que celui que les anciens médecins supposaient.

Lors de la discussion si remarquable qui prit naissance à la Société médicale des hôpitaux, après une communication de M. Peter, celui-ci défendit avec beaucoup d'habileté une proposition que nous croyons être vraie.

Pour lui, la blennorrhagie ne saurait engendrer une maladie générale, et, par conséquent, il n'y a pas de rhumatisme blennorrhagique. Comme l'accouchement, comme certains traumatismes ou plusieurs maladies aiguës (dyssenterie, coryza (2), fièvres éruptives (3), fièvre typhoïde), l'uréthrite spécifique ou non, est la cause occasionnelle des accidents articulaires nerveux

(1) Foucart, *Quelques considérations pour servir à l'histoire de l'arthrite blennorrhagique*, Bordeaux, 1846.

Ch. Ravel, *Observations et matériaux pour servir à l'histoire de l'arthrite blennorrhagique* dans l'Art. médic., novembre et décembre 1857.

Rollet, *Nouvelles recherches sur le rhumatisme blennorrhagique*, Lyon, 1858. — Id. *Traité des maladies vénériennes*, Paris, 1865.

(2) Gueneau de Mussy, *Clinique médic.*, t. I.

(3) Charcot, *Leçons sur les maladies des vieillards*, Paris, 1868 p. 228.

ou autres chez un individu en puissance héréditaire ou acquise de diathèse rhumatismale et en état d'opportunité morbide (1).

En 1874, mon excellent collègue et ami Chevalier, entreprenait à l'hôpital du Midi, dans le service de M. le docteur Mauriac, de rechercher la nature du rhumatisme dit blennorrhagique. Vingt observations collectées avec soin par lui, l'ont autorisé à confirmer les déclarations de M. le professeur Peter.

La blennorrhagie, après avoir sollicité l'éclosion des accidents rhumatismaux, conserve son indépendance vis-à-vis d'eux et ceux-ci, dans leur évolution propre, revêtent toujours une allure, une physionomie symptômatique dont le type général dénote essentiellement la mise en jeu de la diathèse rhumatismale (2).

Les symptômes du rhumatisme improprement appelé blennorrhagique, sont identiques aux symptômes du rhumatisme simple indépendant de cette cause spéciale.

(1) *Bulletin de la Société médicale des hôpitaux*, t. III, 1re série, et t. IV, 2e série.

Lemaître, *Progrès médical*, 12 décembre 1874.

Voelker, *Du rhumatisme blennorrhagique*, Th. Paris, 1868.

Thierry, *ibid.*, Th. Paris, 1873.

Paul Griès, *ibid*, Th. Paris, 1875.

Dupouy, *ibid*, Th. Paris, même année.

Vidart, *ibid*, Th. Paris, même année.

Fournier, *Contribution à l'étude du rhumatisme blennorrhagique*, in Ann. de derm. et syphilis, 1869, t. I, p. 133.

(2) Chevalier, *Étude sur la pathogénie du rhumatisme dans le cours de la blennorrhagie*, Th. Paris, 1876, p. 8.

Henrique, *Du rhumatisme dit blennorrhagique*, Th. Paris, juillet 1878.

Quinquaud, *Manifestations rhumatoïdes de la dyssenterie*, *Gaz. des hôpitaux*, nos des 7 et 14 mai, 16 et 18 juillet 1874.

Ferron, *Du rhumatisme noueux blennorrhagique*, Th. Paris, 1868.

Le virus blennorrhagique joue un rôle si négatif que plusieurs uréthrites non virulentes, inflammatoires, franches ou traumatiques, peuvent causer des accidents analogues à ceux qui naissent dans le cours de la blennorrhagie.

De plus, les complications rhumatismales de la blennorrhagie sont rares; onze cas de rhumatisme sur soixante-deux blennorrhagies (1). Pourquoi cette rareté, s'il y a intoxication générale ?

Brandes a dit : « Il n'est pas d'exemple qu'un individu ayant eu une première arthrite, développée « sous l'influence d'une blennorrhagie, ait eu une seconde atteinte du même genre, si elle n'a pas été précédée d'une nouvelle blennorrhagie (2). » — Sans doute, dans la plupart des cas, il en est ainsi; mais la règle n'est pas absolue. Les docteurs Chevalier et Voelker ont rapporté plusieurs observations qui l'infirment (3). La loi de Brandes ne saurait donc être opposée à notre manière de voir. — Les faits en apparence dissemblable, peuvent s'expliquer de la même façon. Il y a des individus qui peuvent impunément contracter plusieurs blennorrhagies, conserver des écoulements pendant des mois et des années, sans y jamais présenter le plus léger accident diathésique, la plus simple manifestation rhumatismale. Par contre, d'autres individus, qui déjà, ont impunément plusieurs écoulements, sont tout à coup pris d'accidents rhumatismaux. Lors de la blennorrhagie suivante, quelques-uns, moins bien doués encore, en sont affectés dès leur première uréthrite. Ces faits resteraient inexplicables,

(1) Dr Fournier, Bul. Soc. méd., hôp., Paris, t. IV, 2e série.

(2) *Gazette des hôpitaux*, 26 avril 1874, et *Arch. de méd.*, 1854.

(3) Voelker, *th. cit.*, p. 27.

Chevalier, *th. cit.*, p. 21.

si le rhumatisme blennorrhagique était spécifique, constituait une entité morbide spéciale.

La blennorrhagie agit comme cause occasionnelle, et pour réaliser son action, il faut que l'organisme se trouve dans les *conditions voulues*. Voilà pourquoi certains individus sont atteints à la première blennorrhagie, d'autres à la seconde ou à la troisième ; pourquoi deux blennorrhagies, la première et la troisième ne provoqueront pas d'accidents, tandis que la seconde, l'intermédiaire, en causera.

On a objecté enfin que le rhumatisme blennorrhagique n'était pas un rhumatisme ordinaire développé chez un blennorrhagique, parce qu'on ne trouvait pas toujours des antécédents rhumatismaux. M. Gueneau de Mussy, préoccupé de cette négation étiologique, l'a victorieusement réfutée. « Chez tous les individus qui, à la suite d'écoulements, furent pris de rhumatisme et qui se présentèrent à lui, il put retrouver, dit-il, soit des antécédents héréditaires ou acquis, soit quelques signes actuels d'arthritisme (1). » Est-il nécessaire d'ajouter que le rhumatisme articulaire aigu simple n'est héréditaire que dans la moitié des cas (Chomel), et que, en outre, il est fort difficile, surtout dans les hôpitaux, d'établir les antécédents héréditaires d'un malade.

Un point litigieux et qui a suscité beaucoup de controverses, a été de savoir pourquoi les accidents rhumatismaux sont si rares chez la femme à la suite d'uréthrites ou de vaginites virulentes. Le docteur Bond, chirurgien de l'hôpital Saint-Georges, trouve la raison de ce fait dans la résistance et l'épaisseur plus considérable de l'épithélium du vagin et de l'urèthre (2). Il

(1) Gueneau de Mussy, *loco citato*.

(2) *The lancet*, 22 mars 1872, cité par E. Diday, th. Paris, 1873, p. 52.

n'est pas besoin d'invoquer ici, pas plus que précédemment, une raison anatomique, un obstacle épithélial à l'absorption, comme pour la vessie ; en dehors de toute autre cause, la femme est moins sujette que l'homme aux atteintes rhumatismales ; conséquemment la vaginite et l'uréthrite virulentes doivent, *à priori*, moins souvent que la blennorrhagie chez l'homme, déterminer des accidents rhumatismaux ; c'est ce que l'observation démontre. Les symptômes de ce rhumatisme ne diffèrent pas de ceux que provoquent la grossesse, l'allaitement, l'état génital, etc.

Nous nous sommes étendus longuement sur la question du rhumatisme dans la blennorrhagie, parce que les complications articulaires sont les plus fréquentes.

En invoquant d'autres diathèses, la diathèse scrofuleuse, rhumato-scrofuleuse, hérpétique, goutteuse, etc., on aurait de même la clef des autres affections qui accompagnent ou suivent l'écoulement.

A la diathèse rhumatismale, on rapportera : les arthrites mono ou pleuri-articulaires, les synovites tendineuses (1), les inflammations des grandes séreuses, la myosalgie, la tarsalgie, la sciatique, les érythêmes, etc., etc. — A la diathèse scrofuleuse ou rhumato-scrofuleuse, les conjonctivites (2), l'iritis, l'aquo-capsulite double, etc., etc. ; et ainsi de suite, suivant les diathèses préexistantes ou acquises des individus atteints d'uréthrites.

La blennorrhagie prédispose à l'éclosion des acci-

(1) Boillerault, *th.* Paris, 1874.

(2) Nous éliminons, bien entendu, les inflammations des muqueuses par contact du pus blennorrhagique : blennorrhagie oculaire, nasale, buccale ou anale.

dents diathésiques par l'action anémiante qu'elle exerce sur l'économie. —

« Cette altération constitutionnelle, dit M. le docteur Pidoux (1), consiste dans une sorte de lymphatisme ou d'état strumeux qu'on croirait être inoculé au sujet par la blennorrhagie. Une anémie spéciale, des éruptions herpétiques scrofuleuses, tels seraient les principaux symptômes traduisant « *le lues gonorrhæa* » des Allemands. » — Certes, la blennorrhagie n'a pas sur l'organisme une influence anémiante aussi grande que les maladies du testicule ou de l'ovaire, mais on ne saurait nier qu'en modifiant les proportions de matière colorante du globule, elle n'éveille les manifestations diathésiques. Bientôt avec les procédés si délicats de colorimétrie, on pourra juger, d'après la teinte des hématies, de la diminution exacte de l'hémoglobine. C'est cette anémie de cause indirecte qui favorise le développement des accidents pathologiques, et rend les rechutes plus faciles et plus dangereuses. Dans les cas d'uréthrites virulentes ou non, il convient de ne pas oublier cette cause déprimante. Il faudra engager les malades à prendre une nourriture substantielle.

Comme dans le sens propre du mot, la blennorrhagie n'engendre pas une maladie générale spécifique, il devient inutile de répondre à la question. « Pourquoi cette affection générale porte-t-elle ses manifestations de préférence sur le testicule ? » — *Sublatâ causâ tollitur effectus.*

La théorie de l'intoxication générale après la blennorrhagie est une doctrine négative dont la science n'a aucun besoin.

(1) Pidoux, Société médic. des hôpitaux, t. III, 2e série, p. 284. Mauriac, loc. cit.

Théorie de la rétention du sperme dans les voies séminales.

Une dernière théorie, mais qui n'a qu'un intérêt purement rétrospectif, est celle d'Astruc (1). — Astruc pensait que l'inflammation du testicule et du cordon spermatique dans la gonorrhée, était due à l'accumulation de la semence dans les canaux séminifères; accumulation facilitée par le mélange des particules virulentes à la liqueur séminale qui se trouvait ainsi épaissie. Plus tard, on reproduisit cette explication en faisant toujours abstraction de l'épaississement du sperme par des particules virulentes. Ainsi, on a prétendu que chez les individus habitués à de fréquentes déperditions spermatiques, et se trouvant dans un état de continence forcée pendant toute la durée de la blennorrhagie, le fluide séminal s'accumulait de proche en proche dans les vésicules qui lui servent de réservoir, dans les canaux déférents, dans le testicule et déterminait l'inflammation de ces parties.

Tout récemment, M. Després a repris la théorie d'Astruc. Dans un mémoire présenté à l'Académie de médecine (séance du 15 octobre 1878), il a soutenu les propositions suivantes :

1° Les orchites inflammatoires à répétition, et les orchites inflammatoires en général, sont dues à la rétention du sperme dans le testicule;

2° La cause de la rétention du sperme n'existe pas toujours au même point, mais il est plus que probable

(1) Astruc, *Traité des maladies vénériennes.*

que le gonflement des muqueuses des conduits éjaculateurs et du canal déférent, ou même le gonflement périphérique, dans la prostate ou la muqueuse de l'urèthre, sont la cause ordinaire de la rétention du sperme;

3° La rareté de la suppuration des orchites permettrait d'appeler ces inflammations des engorgements symptomatiques du testicule, à l'exemple de ces rétentions du lait dans les mamelles désignées sous le nom d'engagements laiteux ;

4° L'apparition des orchites du dix au vingtième jour, dans la blennorrhagie, doit être en rapport avec l'activité fonctionnelle du testicule; plus les malades ont un organe actif, exercé, plus l'orchite doit se développer à une époque voisine du début de l'uréthrite ;

5° Les orchites survenant dans la convalescence des blennorrhagies, se produisent par le même mécanisme que les orchites consécutives à la taille;

6° Les orchites dues à une blessure ou à une irritation de l'urèthre, peuvent être expliquées par une tuméfaction des parties blessées, et en particulier, une tuméfaction au niveau des conduits éjaculateurs et des vésicules séminales, qui arrête rapidement l'écoulement du sperme dans son réservoir, les vésicules séminales.

Ce travail a été renvoyé à une commission composée de : MM. Gosselin, Panas et Guyon, rapporteurs. Nous ignorons l'accueil qui lui sera fait.

Mais si cette explication était vraie, on devrait également observer l'orchite dans toutes les autres maladies syphilitiques, pendant la durée desquelles les malades sont nécessairement continents. Aussi la généralité des praticiens, guidés par l'observation des faits, n'a pas tardé à abandonner cette théorie pour en rechercher de plus satisfaisantes.

Nous sommes arrivés à la fin de notre analyse, et nous pouvons juger sainement de la valeur des théories qui se sont succédées sur la genèse de l'orchite. Tout l'effort à faire pour atteindre ce but, consistait à soumettre au creuset de la science moderne, des faits ou des opinions qui, bien que parfois surannés, reposaient sur la clinique et sur une induction rigoureuse. Ainsi la règle était de grouper autour des bases fondamentales de chaque théorie les observations secondaires, et de voir si l'édifice scientifique ainsi construit, était assez solide pour résister aux attaques des quatre ennemis de l'hypothèse : l'anatomie, la physiologie, l'histologie et l'expérimentation.

De cette manière, l'argumentateur, maître de son domaine, donne aux doctrines tout le grandiose et toute la complication que comporte l'idée qui les a inventées, et ces doctrines, d'obscures qu'elles étaient, deviennent des foyers de lumière auprès desquels peut venir s'éclairer la scienec future.

L'adaptation étroite de l'anatomie, de la physiologie, de l'histologie et de l'expérimentation à la conception des phénomènes morbides, *nous font regarder comme exceptionnelle l'orchite sympathique, à moins qu'il ne s'agisse de l'épididymite à bascule*, *et comme répondant à la presque totalité des cas, l'orchite par extension de l'inflammation.*

L'influence du système nerveux sur la production

des inflammations et sur la nutrition des organes était importante à connaître ; nous verrons dans un des prochains chapitres comment l'influx nerveux, troublé dans son mode de distribution, prédispose à l'inflammation de l'épididyme dans les cas d'anomalies du testicule, de hernie inguinale ou de varicocèle.

CHAPITRE II.

DES ANOMALIES DU TESTICULE.

Les anomalies du testicule sont fréquentes et nombreuses. Nous nous occuperons seulement des anomalies congénitales. Nous serons aussi bref que possible ; notre but n'étant pas de faire une étude complète des anomalies du testicule, mais bien de rechercher comment la glande séminale mal développée ou mal placée, devient plus facilement malade.

Nous passerons rapidement sur la partie historique et bibliographique; ces points spéciaux ont été traités parfaitement par Montfalcon (1), Is. Geoffroy Saint-Hilaire (2), Maisonneuve (3), Robin (4), Follin (5), O. Lecomte (6), Roubaud (7), Goubaux et Follin (8),

(1) Montfalcon, *Dict. des sciences médicales,* en 60 vol. Art. Testicule, 1821.

(2) Is. Geoffroy Saint Hilaire, *Traité de teratologie*, 1832.

(3) Maisonneuve, *Recherches sur quelques points d'anatomie et de chirurgie*, th. Paris, 1835.

(4) Robin, *Comptes rendus des séances et mémoires de la Société de biologie*, 1849.

(5) Follin, *Des anomalies de position et des atrophies du testicule (Archives de médec.*, 1851).

(6) O. Lecomte, *Des ectopies congénitales du testicule et des maladies de cet organe engagé dans l'aine*, Paris, 1851.

(7) Roubaud, *traité de l'impuissance*, 1852.

(8) Goubaux et Follin, *Mémoires de la Société de Biologie,* 1856.

Godard (1), Cruveilhier (2), Curling (3), Roger (4), Paris (5) et surtout par notre excellent maître et ami, M. Ledentu (6). Nous renvoyons le lecteur à ces articles et à ces monographies afin de ne pas nous exposer à les copier servilement ou à recommencer des recherches désormais inutiles.

Depuis la thèse de M. Ledentu (1869), peu de travaux ont été publiés; nous avons cependant retrouvé les suivants :

Fayel et Gidon, *ectopie inguinale interstitielle du côté gauche. — Prolapsus du canal déférent, simulant une ectopie inguinale externe. — Année médicale*, Journal de méd. de Caen, mars 1876, p. 31.

Isnard, *De l'orchite inguinale*, th. Montpellier, 1871.

Alliez, *De l'orchite inguinale*, th. Paris, 1876.

Sur un cas remarquable d'anorchidie, *Gaz. des hôpitaux*, 1872, p. 58.

Little, *Absence congénitale des deux vas aberrans reports of, the Dublin pathological Society*, 3e série, n° 12, août 1874.

Beaunis, *Recherches sur le développement et les anomalies du testicule*, Revue médicale de l'Est, janvier et février 1874.

Liégeois, *Atrophie testiculaire féminisme*, Gazette heb-

(1) Godard, *Étude sur la monorchidie et la cryptorchidie chez l'homme*, déja cit.

(2) Cruveilhier, *Anatomie pathologique*, t. III.

(3) Curling, *Traité des maladies du testicule*, Paris, 1857.

(4) Royet, *De l'inversion du testicule*, th. Paris, 1859.

(5) Paris, *De l'orchite inguinale*, th. Strasbourg, 1857.

(6) Ledentu, *Des anomalies du testicule*, th. agrégation, Paris, 1869.

domadaire de médecine, 24 août, 14 et 21 septembre 1871, p. 533, 591 et 605.

Broca, *Sur la maladie des Scythes. — Atrophie testiculaire féminisme*; discussion, séance de la Société d'anthropologie du 18 octobre 1877. — Bulletin de la Société d'anthropologie, même date.

Gosselin, *Épididymite scrotale avec une inclusion inguinale du testicule*, Clinique chirurgicale, t. II, p. 384. — Ibidem, p. 374. *Épididymite blennorrhagique avec inversion du testicule, à gauche. Forme douloureuse au repos, épanchement vaginal abondant.*

Lereboullet, *Contribution à l'étude des atrophies testiculaires et des hypertrophies mammaires*, Union médicale, 1878.

Les anomalies du testicule appartiennent toutes à la grande division des Hémiteries.

Celle-ci renferme tous les vices de conformation ou les arrêts de développement compatibles avec l'existence, et qui n'ont, par conséquent, rien de commun avec les monstruosités proprement dites.

Or, nous y trouvons des anomalies de volume, de forme, de structure; des anomalies relatives à la disposition des parties ou des organes, auxquelles se rattachent les déplacements les connexions, les contacts irréguliers ou les disjonctions anormales; nous y trouvons encore les anomalies relatives au nombre et à l'existence même des parties, enfin des inversions générales ou locales.

Toutes les perturbations que présente le développement du testicule trouvent leur place dans une des sections précédentes.

Toutes les anomalies testiculaires peuvent être partagées en deux groupes :

1° *Anomalies de l'organe envisagé en lui-même, indépendamment de ses rapports avec les parties voisines* ;

2° *Anomalies de l'organe dans ses rapports avec les régions périphériques.*

Dans le premier groupe, il y a des anomalies *par excès* et par *défaut*, portant sur le volume et sur le nombre.

Dans le second, il y a aussi deux subdivisions à établir suivant que le testicule est ou n'est pas dans le scrotum. A la première, correspondent les *ectopies* ou erreurs de siège ; à la seconde, l'*inversion* ou anomalie dans les rapports de l'organe avec ses enveloppes.

On trouvera cette classification tracée à grands traits par M. Ledentu dans le tableau suivant :

ANOMALIES DU TESTICULE.

Envisagées indépendamment des rapports et de la position de l'organe.	Anomalies de volume	par excès		hypertrophie.
		par défaut		atrophie.
	Anomalies de nombre	par excès		polyorchidie.
		par défaut	apparentes ou par fusion	synorchidie.
			réelles ou par absence	anorchidie.
Envisagées au point de vue de la position et des rapports de l'organe.	non descendu dans le scrotum	ectopie		dans un point du parcours normal.
				dans un point situé en dehors du parcours normal.
	descendu dans le scrotum			inversion.

Ce tableau est bon, mais à notre avis, il ne donne pas aussi complètement qu'on pourrait le désirer, l'ensemble de toutes les *déviations organiques* de la glande séminale. Les grandes divisions, les genres sont indiqués, les variétés manquent.

Ainsi les inversions du testicule sont nombreuses, et dans la thèse de M. Ledentu, on est obligé de se reporter à la fin de l'ouvrage pour en connaître les espèces.

Je ferai donc quelques adjonctions au tableau ci-dessus ; toutefois auparavant, je dois donner une histoire succincte des principaux vices de conformation ou des arrêts de développement du testicule. Ce sera le fil qui me guidera dans la création de ma classification et reliera entre elles les parties de ce travail.

L'hypertrophie testiculaire ou **macrorchidie** est très-rare. Le poids moyen du testicule serait de 16 grammes d'après Meckel, de 32 grammes d'après Curling, de 21 grammes suivant Sappey ; or, il y a des individus dont les glandes séminales pèsent davantage. Curling cite un jeune homme de 17 ans, dont le testicule unique, le droit, pesait 70 grammes (1).

M. Gosselin fait mention d'un homme qui, à gauche, avait un testicule fort gros, et, à droite, un épididyme normal surmontant une petite masse de graisse (2). Gruber a rencontré un cas analogue (3). J'ai vu un individu de 28 ans, dont le testicule gauche très-sain, avait le volume d'un petit œuf de poule. L'épididyme du même côté, s'était enflammé après une blennorrhagie.

La macrorchidie peut être simple ou double.

L'atrophie testiculaire ou **microrchidie** est moins exceptionnelle.

(1) Curling, *loc. cit.*, p. 4.

(2) Gosselin, *Bulletin de l'Académie de médecine*, t. XXVI, 1850.

(3) Gruber, *médicinische Jahrbucher*, Wien, Bd XV, 1868, p. 47.

Pour éviter toute confusion, il faut entendre par cette expression, *l'arrêt de développement de la glande descendue dans les bourses.*

Le testicule, petit, est en quelque sorte endémique chez les Scythes, aussi l'impuissance est-elle très-fréquente chez eux. C'est ce qu'Hérodote a appelé la *maladie féminine*, et ceux qui en étaient atteints ont été dénommés par lui *énarrés.*

Dans *quelques cas de microrchidie*, les individus ont les organes génitaux externes petits, la verge d'un enfant, le scrotum souvent sans rides; il n'y a pas où il y a peu de barbe, de poils ; la peau est blanche; les formes arrondies par l'abondance du tissu cellulaire sous-cutané, rendent peu visibles les saillies musculaires; la voix est grêle. Le microrchide, quoique arrivé à l'âge adulte, reste un grand enfant.

Dans une observation de microrchidie publiée par M. Liégeois (*Gaz. hebd.*, 1877), les glandes mammaires avaient pris un développement féminin. Les *énarrés* du Caucase prennent le costume des femmes, partagent leurs goûts et leurs occupations, vivent au milieu d'elles en évitant la société des hommes, se conformant à une coutume très-curieuse, qui s'est transmise dans la même région, avec une ténacité remarquable depuis l'époque la plus reculée. — Quoiqu'il en soit, le féminisme est rare.

L'atrophie testiculaire peut être unilatérale ou bilatérale. Wilson (1), Lallemand (2), Curling (3), Rizet (4) et d'autres ont rapporté des exemples d'atrophies testi-

(1) Wilson, *Lectures and physiology of the male aud genital organs*, London, 1821, p. 424.

(2) Lallemand, *Des pertes séminales involontaires*, t. II, p. 380.

(3) Curling, *loc. cit.*, p. 65.

(4) Rizet, *Recueil de méd. et de chir.* milit., 1862.

culaires bilatérales; Godard et Mercier (1), des exemples d'atrophies unilatérales.

Les microrchides se livrent peu ou ne peuvent se livrer au coït.

Quant aux glandes, leurs diamètres ne dépassent guère ceux d'une noisette; mais leur tissu est intact. Cette atrophie est, en réalité, la persistance d'un état normal chez l'enfant. Elle n'en doit pas moins être regardée comme un arrêt de développement, puisque l'organe n'a pas continué à évoluer et à atteindre ses dimensions physiologiques.

On ignore comment elle se produit.

La plupart des signes généraux de la microrchidie se rencontrent aussi chez les châtrés. On connaît la voix des eunuques et des anciens chantres de la chapelle Sixtine.

Le développement mammaire, principal caractère du féminisme, a été parfois observé chez des hommes adultes, d'abord normalement conformés, à la suite d'atrophie testiculaire consécutive à des oreillons (2). Pareillement, M. E. Martin a cité le fait d'un courageux soldat qui, ayant perdu tous les organes génitaux externes par l'explosion d'un obus, vit ses mamelles s'accroître progressivement, sa barbe tomber, sa voix se modifier (3).

(1) Godard, loc. cit.

Mercier, Société médico-pratique, janvier 1862.

(2) Lereboullet, *Contribution à l'étude des atrophies testiculaires et des hypertrophies mammaires observées à la suite de certaines orchites.* — Union médicale, 1878.

Bedor, *Gaz. méd.*, 1836.

(3) E. Martin, *De la mutilation génitale et de ses conséquences.* M. Laugier, Monorchidie, *hypertrophie mammaire,* inth. Ledentu, p. 102.

Poncet, *De l'influence de la castration sur le développement du squelette.* — Congrès scientifique du Hâvre, 1877.

La multiplicité des testicules ou **polyorchidie**, est, de toutes les anomalies, la moins fréquente. On a bien cité des cas de triorchidie, de pentorchidie, etc..., un seul se présente avec des conditions d'authenticité suffisantes, c'est celui de Gérard Blasius. A l'autopsie, on trouva trois testicules (1).

Quant aux observations des autres sujets si généreusement pourvus par la nature, sans nier que quelques-unes soient exactes, il est probable qu'on a souvent confondu. — Une tumeur épiploïque, une tumeur graisseuse, un kyste, en connexion avec le plexus spermatique, et par suites sensibles, ont pu en imposer et donner le change.

La synorchidie est la fusion des deux testicules en un seul. Cette fusion s'opère tantôt quand le testicule est encore *dans l'abdomen* (un cas de Geoffroy Saint-Hilaire), tantôt quand le testicule ayant achevé sa migration est *dans le scrotum.*

La première variété rappelle une disposition normale chez les batraciens (sauf chez le triton et la salamandre), les deux testicules forment, dans le ventre, chez les batraciens, une masse unique qui ne peut être séparée par la dissection (2).

La seconde variété a été constatée par plusieurs anatomistes (Alandus, Hermanus, Sédillot, etc.). Elle n'est que l'exagération de ce qui existe chez les didelphes (Kanguroos), dont les deux testicules sont en contact *dans un scrotum non cloisonné.*

(1) Gérard Blasius, *Obs. méd. Ann.*, observ. 20, p. 28.

(2) Cuvier, *Anatomie comparée*, t. VIII.

Milne Edwards, *Leçons sur la physiologie*, t. IX, 1re partie,

Comme chez l'homme, le scrotum est divisé en deux par la cloison du dartos. Cruveilhier émet des doutes sur l'existence de cette anomalie dans l'espèce humaine (1). Les réflexions de Cruveilhier sur la synorchidie intra-scrotale sont justes, mais pourquoi chez l'homme n'y aurait-il pas parfois absence de l'appareil de suspension et de cloisonnement des bourses? Pourquoi le contact et le frottement des deux glandes ne pourraient-ils amener entre elles des adhérences qui, d'abord pseudo-membraneuses, puis celluleuses, finiraient par constituer un tissu conjonctif parfait, dont les fibrilles en se rétractant, souderaient les organes reproducteurs?...

L'anorchidie est l'absence de l'un ou des deux testicules.

Mise en doute par Is. Geoffroy Saint-Hilaire, Blandin et Velpeau, elle a été introduite définitivement dans la science grâce surtout à Ernest Godard, qui en a fait l'objet de sa thèse inaugurale (2).

Depuis, un grand nombre d'observations sont venues se joindre à celles recueillies par Godard, bien que l'anomalie dont nous parlons soit en somme d'une grande rareté (3).

Dans l'anorchie, il y a rarement d'autres vices de

(1) Cruveilhier, *Anatomie pathologique,* t. I, p. 301.

(2) Is. Geoffroy Saint-Hilaire, *Traité de tératologie,* t. I, p. 708.

Blandin, *Anat. topogr.* 2e édit. p. 452. Paris, 1834.

E. Godard, *Études sur l'absence congénitale du testicule,* th. Paris, 1858. — *Recherches tératologiques sur l'appareil séminal de l'homme,* Paris, 1860.

(3) Des observations d'anorchidie ont été publiées par :

Gruber, loc. cit., p. 37.

Munchmeyer, *Zeitschiff für rationnelle Médicin, Dritte Reihe,* Band XXIII, 3 Heft, p. 807.

Thurnam, *London médical,* Gaz., vol. XX, p. 717.

Et plusieurs autres : M. Ledentu dans sa thèse (loc. cit., p. 55), en cite 31 cas, dont 28 pour l'anorchidie simple,

conformation en dehors du système uro-génital, mais celui-ci est quelquefois incomplet. Il y a atrophie ou absence du rein du même côté, malformation de la vessie des uretères, du rectum ou même des organes génitaux externes. Ces quelques exemples semblent indiquer une relation intime dans le développement des deux appareils urinaire et génital.

Et cependant, d'après les idées généralement admises aujourd'hui, on ferait naître le rein et l'uretère d'un cul-de-sac développé aux dépens de la paroi postérieure de l'allantoïde, tandis que le canal déférent et la vésicule tireraient leur origine du canal excréteur du corps de Wolf (qui constituera lui-même le testicule), ou d'un filament placé à son côté externe. Ces deux sortes d'organes n'auraient donc de relation que par le fait de leur abouchement commun dans la partie de l'allantoïde qui formera plus tard la vessie.

J'ignore si les embryologistes sont parvenus à prouver positivement le développement séparé et l'isolement des deux appareils. Ce que je sais, c'est que j'ai par devers moi des nécropsies qui infirment absolument cette théorie.

Il y a environ un an, en disséquant, je constatai sur un sujet mort de fièvre typhoïde, une absence du rein gauche et de l'uretère. Je voulus m'assurer si l'appareil génital était indemme ; or, la vésicule séminale, le canal déférent et le testicule du même côté étaient absents. Thurnam (1), Godard (2), Mayer (3) et quelques autres

(1) Kretschmar, *Arch. für Médicine Erfahrung*, von E. Horn, Bd. I, Leipzig, 1801, S., 349.

(2) Godard, *th. cit.*

(3) Mayer, *Bulletin de la Société anatomique*, 1876, p. 592.

Follin, Legendre, Gosselin, *loc. cit.*

Godard, *op. cit.*, p. 20.

Jarjaray, *Anat. chirurg.*, t. I, p. 280.

anatomistes ont rencontré des anomalies simultanées des deux systèmes. Il y a certainement entre eux une solidarité plus étroite que ne le disent les embryologistes. Après ces considérations générales, qui s'appliquent à l'anorchidie simple et double, nous pouvons entrer dans l'étude isolée de ces variétés.

A *Anorchidie simple.* — Elle est plus fréquente à gauche qu'à droite (Gruber). L'individu peut se reproduire. Elle présente plusieurs degrés qu'il convient de séparer :

1° Le parenchyme glandulaire fait seul défaut.

2° La glande et l'épididyme manquent.

3° La glande, l'épididyme et la plus grande partie du canal déférent, ou même la totalité de celui-ci sont absents.

4° Il y a absence totale des organes secréteur, vecteur, et conservateur du sperme, c'est-à-dire du testicule, de l'épididyme, du canal déférent et de la vésicule séminale (1).

Régulièrement, je ne devrais rien dire de ce qui est relatif à la non présence du canal déférent et de la vésicule séminale, mais il n'est pas possible de négliger cette partie du sujet ; elle se rattache à la première d'une façon tout à fait directe.

(1) Deville, *Bulletin de la Société anat.*, 1848, p. 32.
Thurnam, *loc. cit.*
De Graaf, *Tractalatus de virorum organi sgenerationi inservientibus*, Lugdun., Batav., 1868.
Bastien et Legendre, Gaz. méd., Paris, 1860.
Cruveilhier, *Essai sur l anat. pathol.*, Paris, 1816, t. II, p. 402. — *Traité-d'anat. pathogén.*, Paris, 1856, t. III, p. 243.
Paget, *London, méd. Gaz*, vol. XXVIII.
Ripault, *Bulletin de la Société anatom.*, 1849, p. 221.
Gruber, Ledentu, *loc. cit.*

De toutes ces espèces, je n'en ai rencontré qu'une. C'est l'absence du testicule et de l'épididyme. En octobre 1874, je recevais à la consultation de l'hôpital du Midi, un jeune homme atteint de blennorrhagie et qui se plaignait d'assez vives douleurs dans le pli de l'aine, à gauche. Le lendemain matin, à la visite, M. le docteur Horteloup examinait attentivement le malade et me faisait remarquer que le testicule et l'épididyme manquaient. Le cordon avait le volume du doigt indicateur, et se terminait par une extrémité renflée de la grosseur d'une noisette. C'était l'inflammation qui s'était propagée au côté anormalement développé. Je donnerai plus loin cette observation qui constitue une curiosité pathologique. Malgré mes recherches bibliographiques, je n'ai rien rencontré d'analogue.

B *Anorchidie double.* — Gruber, dans son mémoire, en note huit cas qu'il regarde comme sûrs (1). Chose étrange, le premier est celui d'un soldat pendu pour

(1) Barth Cabrol, *Alphabet d'anatomie*, Lyon, 1614, p. 84.

Voici comment Cabrol rend compte de l'autopsie : « Entre autre chose des plus rares, c'est qu'il ne luy feust treuvé aucun testicule, ny extérieurement, ny intérieurement, bien lui treuvasmes-nous ses gardouches ou greniers (vésicules séminales), autant remplies de semence qu'à un homme que j'aye anathomisé depuis. » — Cet état de réplession des vésicules séminales ne saurait étonner, puisque nous avons dit qu'elles sont à la fois des organes de sécrétion et de dépôt.

Lire encore : Fisher, *The américan Journal*, Philadelphie, t. XXIII, p. 352.

Legendre et Bastien, *loc. cit.*, p. 650.

Godard, *op. cit.*, p. 84.

Gruber, p. 57 (Observ. pers).

Kretschmar, *loc. cit.*

Friese, *Caper's Wochenschrift.*

Little. *art. cit.*

avoir violé une jeune fille. L'autopsie, faite avec soin, prouva que les glandes séminales n'existaient pas.

Les testicules n'auraient-ils donc aucune influence sur les appétits vénériens ? Les individus atteints d'anorchidie double ne seraient donc comparables aux eunuques (1)?... C'est là une de ces surprises comme on en éprouve quelques-unes lorsqu'on approfondit la question encore si débattue de l'action des testicules sur le sens génésique.

Le vieillard débile ne peut plus faire entendre un chant d'amour quand l'heure de l'atrophie testiculaire a sonné... Le microrchide est impuissant dans les combats de Vénus... Bizarre exception, l'anorchide pourrait rester un sectateur fidèle du dieu Priape !

Si nous osions proposer une explication, ce serait la suivante :

En physiologie, on a été trop conduit à attribuer

(1) Un trait d'observation très-curieux est celui-ci :

La castration n'est une cause d'impuissance que lorsqu'on la fait dès le jeune âge. Si les eunuques châtrés dans l'âge adulte sont forcément stériles, ils restent très-souvent aptes au coït, double particularité, connue depuis longtemps et qui, d'après Juvénal., était très-appréciée de certaines dames romaines.

Sunt quas eunuchi imbelles, ac mollia semper.
Oscula delectant, ac desperatio barbœ
Et quod abortivo non est opus.....

Qu'on oppose au castrat de l'âge adulte l'eunuque privé de ses testicules dès le jeune âge, les plus recherchés dans les harems, et l'on jugera de la différence. — Chez l'eunuque, privé de ses testicules dès le jeune âge, le membre viril reste atrophié; les érections manquent absolument ou sont très-rares, si le coït est quelquefois possible, il n'est jamais terminé par une éjaculation de nature quelconque. Les caractères généraux sont ceux du féminisme.

Tous les traits de ce tableau se retrouvent presque toujours chez l'individu atteint d'anorchidie double. Voilà pourquoi l'observation que nous citons plus haut, est remarquable.

aux instruments exécuteurs, ce qui appartient aux organes législateurs. Pourtant, des faits pathologiques ou accidentels nombreux auraient dû montrer que, normalement, il fallait rapporter à l'activité d'une partie du cerveau tous les actes relatifs à l'instinct sexuel, partie du cerveau dont les organes génitaux peuvent bien susciter l'action lorsqu'ils sont dans un état déterminé, mais qui détermine elle-même l'action spéciale de ces organes, par suite de pensées suscitées par la vue d'objets ou l'audition de paroles qui s'y rapportent. Pour ne pas sortir des bornes que nous nous sommes imposées, nous renvoyons à Gall pour l'étude des différents ordres d'idées relatives à cet instinct et pour celle de l'influence de ces idées sur les organes, ou des organes sur celles-ci.

Conclusion : Dans l'anorchidie simple il y a *potentia copulandi et potentia generandi...*, et seulement pour ce dernier point si l'autre glande existe et est saine. Dans l'anorchidie double, il y aurait seulement *potentia copulandi.*

Dans l'anorchidie double, nous retrouvons les mêmes espèces que dans l'anorchidie simple au point de vue des désordres. Les testicules de chaque côté manquent avec les épididymes (Fisher, Legendre et Bastien), les deux vas aberrans n'existent pas (Little), les canaux déférents ne font défaut que dans leur portion scrotale (Gérard) ; enfin, tout l'appareil excréteur fait défaut (Friese, Kretschmar).

Ectopies testiculaires. — On désigne sous le nom *d'ectopie*, l'anomalie qui consiste en ce que l'un des testicules, ou les deux sont situés dans un point plus ou moins éloigné du scrotum (1).

Il est impossible de se rendre compte des anomalies du testicule en ce qui concerne la mal position de l'organe, si on ne connaît son développement.

A Haller revient la gloire d'avoir reconnu le premier que le testicule se forme dans l'abdomen, et n'arrive dans le scrotum qu'après une longue migration. Pour effectuer cette migration, la nature a placé un cordon, trouvé par Hunter qui le nomma *gubernaculum testis*, et auquel il reconnut pour rôle d'entraîner le testicule vers le canal inguinal et de le diriger dans sa descente. Cette double découverte a été complétée par les travaux de Burdach, Coste, Müller, Reichert, Bischoff, Rathke, Serres, Geoffroy Saint-Hilaire, Kobelt, Robin, Rouget, etc.

Le *gubernaculum testis* ou ligament du testicule est de forme pyramidale ; son extrémité supérieure, sa tête, est volumineuse et fixée à l'extrémité *du testicule et de l'épididyme* ; son extrémité inférieure se divise en trois faisceaux : un externe, qui s'insère sur l'arcade de Fallope au niveau de l'épine iliaque antérieure et inférieure ; un interne, qui pénètre dans le canal inguinal et va se fixer à l'épine du pubis ; et un moyen, qui passe également dans le canal inguinal et va s'attacher au fond du scrotum. Le gubernaculum testis est recouvert par le péritoine, et repose sur le muscle grand psoas. Il est formé de fibres musculaires striées et d'un faisceau cellulo-vasculaire. Ce faisceau, qui constitue l'axe

(1) Lecomte appelle inclusions *ces variétés* d'anomalies : inclusions inguinale, abdominale, etc. ; mais ce terme prête à la confusion, parce qu'aujourd'hui il rappelle l'inclusion fœtale.

du cordon, forme la division du gubernaculum qui se porte au fond du scrotum en deux points, sur le côté du raphé et à la partie postérieure et externe de l'enveloppe des bourses. Les fibres musculaires en se séparant en bas, constituent les deux faisceaux latéraux du gubernaculum qui ont été indiqués.

Tel est l'appareil dont l'action lente et continue doit conduire peu à peu le testicule vers le canal inguinal. La glande est attirée en bas par la contraction permanente des fibres du *musculus testis*.

Jusqu'à l'orifice cutané du canal, tout s'explique, la difficulté commence lorsqu'on veut interpréter la descente du testicule depuis le canal inguinal jusqu'au fond des bourses. Si l'on admet que le faisceau moyen du gubernaculum ne renferme pas de fibres musculaires, on ne saurait, en aucune façon, lui attribuer une puissance de traction ; tout au plus peut-il diriger la progression (1).

Pour MM. Follin et Robin, la pesanteur jouerait le principal rôle dans ce trajet. M. Rouget attribue une influence capitale à la contraction des muscles abdominaux; celle-ci peut, en effet, aider le testicule à se dégager, mais l'action de ces muscles cesse aussitôt que la glande a franchi l'anneau externe. La première interprétation reste donc la plus plausible.

Le testicule quitte la région des reins vers le troisième mois de la vie fœtale, et se dirige vers l'orifice interne du canal inguinal qu'il atteint au commencement du sixième mois. Alors il pénètre dans le canal. Enfin, dans le courant du neuvième mois, il sort du

(1) Ceci contredit l'opinion de Curling qui croit que le faisceau moyen, musculeux d'après lui, joue un rôle dans la descente du testicule dans le scrotum.

canal et descend dans les bourses. Quelquefois la descente du testicule dans les bourses n'a lieu qu'après la naissance.

Pendant les différents stades de ce trajet, le testicule répond successivement à la face antérieure du psoas, à la fosse iliaque interne, au pli cruro-scrotal, à la partie supérieure du scrotum, et en dernier lieu, à sa partie déclive.

Le gubernaculum entraîne avec lui son enveloppe séreuse, le péritoine, qui l'abandonne peu à peu pour se mettre en rapport par sa face adhérente avec les parois du canal inguinal et se tourne ainsi à la manière d'un bas dont on dépouillerait la jambe, en le renversant de haut en bas jusqu'au pied (1). Lorsque la glande spermatique a atteint le cul-de-sac de la séreuse, elle le pousse devant elle. La tunique vaginale est constituée à partir du moment où s'est effectuée l'oblitération de la portion du conduit intermédiaire au scrotum et à l'abdomen. Cette séparation n'a lieu que chez l'homme et le chimpanzé d'Afrique, ce qui laisse à supposer que l'attitude bipède en est peut-être la cause.

Une fois dans le scrotum, commence cette longue période que les auteurs considèrent comme la troisième phase du développement du testicule.

Création ovulaire, migration de l'organe incomplet, repos prolongé intermédiaire à la migration et aux phénomènes qui signalent la puberté : tels sont les trois points qui caractérisent l'évolution de la glande génitale. Jusqu'à 14 ans, son volume augmente à peine ; elle est plutôt ébauchée qu'achevée, car ses fonctions sont

(1) Chauveau, *Anatomie comparée des animaux domestiques*, Paris, 1855.

nulles. C'est seulement à cette époque que le sexe s'accuse définitivement par des modifications profondes.

Les différentes étapes que parcourent les testicules, dans leur migration, font entrevoir leurs déplacements. Les testicules ne descendent pas constamment. Ils peuvent s'arrêter dans le trajet qu'ils parcourent, se dévier même de leur chemin, et rester définitivement fixés dans un point plus ou moins éloigné des bourses. Ces anomalies de situations constituent autant de variétés d'ectopies.

Le testicule peut s'arrêter dans un point de son trajet normal, ou même dépasser la limite qui lui a été assignée ; d'où quatre espèces d'ectopies :

Ectopie abdominale.

Ectopie inguinale.

Ectopie scruro-scrotale.

Ectopie périnéale.

Il peut se dévier de son trajet une seule espèce d'ectopie :

Ectopie crurale.

Chacune de ces grandes classes renferme des variétés.

L'ectopie peut être unilatérale ou bilatérale.

La première est la plus fréquente ; elle siège à peu près également à droite et à gauche. Dans les ectopies, généralement l'épididyme, le canal déférent, le testicule sont déplacés en même temps ; mais on a vu des ectopies partielles ou incomplètes, c'est-à-dire dans lesquelles le testicule reste isolément en route, pendant que le canal déférent et l'épididyme descendent dans les bourses. Le mode de développement de la glande séminale rend bien compte de ce vice de conformation. On ne doit pas oublier que, dès le début de la vie intra-utérine, l'épididyme et le testicule sont séparés. Dolbeau, Deville, Follin et M. Gosselin ont réuni des observations d'épididyme dans le scrotum avec inclusion inguinale du testicule (1).

A *Ectopies du testicule dans le trajet normal ou par exagération de ce trajet.*

1° *Ectopie abdominale.* — Elle présente trois variétés. La glande reste dans les points où elle a pris naissance, *ectopie sous-rénale* ; elle se trouve dans la fosse iliaque interne, *ectopie iliaque* ou en arrière du fascia transversalis, *ectopie rétro-pariétale* ou *sus-inguinale.*

A la première variété se rattache le cas de Geoffroy Saint-Hilaire, relatif au chapitre de la *synorchidie*, il y avait à la fois ectopie, fusion des testicules. C'est donc un cas mixte, mais chez lequel la première particularité primait de beaucoup la seconde, et a motivé la place que nous lui avons assignée. D'autres exemples ont été mentionnés par Olivier d'Angers et Cruveilhier (2).

A. Cooper, J. Cloquet, Wrisberg, Simpson, Jobert, Cruveilhier et Petrequin ont vu des cas d'ectopies iliaques et rétro-pariétales, simples ou doubles. Celui de Petrequin, où la glande était à moitié enfoncée dans

(1) Godard, *loc. cit.*
Oustalet, Descente tardive du testicule (*Gaz. médic.*, 1843).
Follin, *Arch. de méd.*, 1851.
Gosselin, *Cl. chirurg.*, t. II, p. 304.
Deville, *Bulletins de la Société anatomique*, 1848.
Dolbeau, *Bulletins de la Société anatomique*, 1860, p. 218.
(2) Olivier d'Angers, *Dict. en* 30 *vol.*, t. XXIX, p. 432.
Curling, *loc. cit.*, p. 27.
Cruveilhier, *Traité d'anat. path.*, Paris, 1849, t. I, p. 301.

le canal inguinal, sert de transition entre l'ectopie iliaque et l'ectopie inguinale.

Ectopie inguinale. — L'ectopie est tantôt *inguinale interne*, tantôt *interstitielle*, tantôt *inguinale externe*, selon que l'organe occupe la partie supérieure, moyenne ou inférieure du canal inguinal. M. Paris a résumé dans sa thèse toutes les variétés connues (1). Il en a dressé le tableau suivant que nous reproduisons ici :

ECTOPIE TESTICULAIRE INGUINALE.

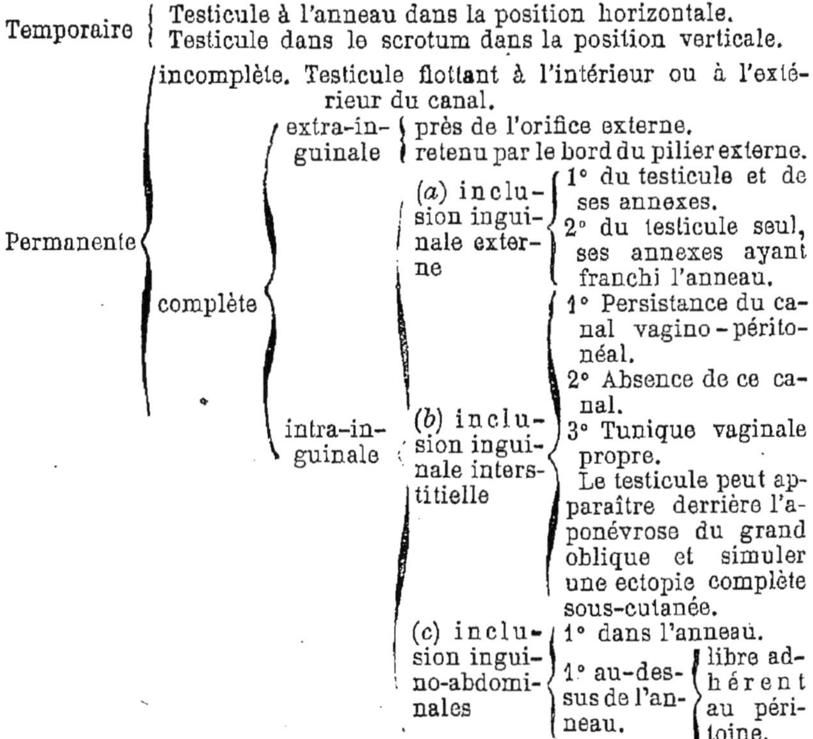

- Temporaire
  - Testicule à l'anneau dans la position horizontale.
  - Testicule dans le scrotum dans la position verticale.
- Permanente
  - incomplète. Testicule flottant à l'intérieur ou à l'extérieur du canal.
  - complète
    - extra-inguinale
      - près de l'orifice externe.
      - retenu par le bord du pilier externe.
    - intra-inguinale
      - (*a*) inclusion inguinale externe
        - 1° du testicule et de ses annexes.
        - 2° du testicule seul, ses annexes ayant franchi l'anneau.
      - (*b*) inclusion inguinale interstitielle
        - 1° Persistance du canal vagino-péritonéal.
        - 2° Absence de ce canal.
        - 3° Tunique vaginale propre.
        - Le testicule peut apparaître derrière l'aponévrose du grand oblique et simuler une ectopie complète sous-cutanée.
      - (c) inclusion inguino-abdominales
        - 1° dans l'anneau.
        - 1° au-dessus de l'anneau.
          - libre
          - adhérent au péritoine.

Cette classification est complète ; cependant MM. Alliez et Isnard, dans leur thèse inaugurale, n'en font pas mention. — Je l'adopterais volontiers, car elle donne

(1) Paris, th. Strasbourg, 1857, p. 4.

admirablement toutes les positions permanentes ou transitoires du testicule ectopié dans le canal inguinal, avec l'état des parties avoisinantes et des annexes, si je ne craignais que la multiplicité des divisions ne nuisît à la simplicité d'un tableau d'ensemble. — Du reste, les trois termes d'ectopies inguinales externe, moyenne et interne comprennent tous les termes de la classification de M. Paris.

Quant à la division des ectopies en temporaires et permanentes, elle doit être étendue à tous les déplacements extérieurs de la glande. — La frayeur, l'impression du froid, les ardeurs vénériennes, les excès de coït, produisent chez certains sujets, une sorte de tétanisation de l'enveloppe musculaire, qui a pour effet de relever la glande et de l'appliquer fortement contre la paroi abdominale. Ce sont là, à proprement parler, des modifications de l'état physiologique et non des anomalies.

Ordinairement, le testicule conserve sa position fixe, mais parfois, on peut lui imprimer des mouvements, le réduire dans l'abdomen, le faire sortir ou entrer dans l'anneau externe.

Ces déplacements peuvent, par exception, avoir lieu spontanément.

Quelquefois la glande et l'épididyme se séparent, et on a deux variétés curieuses d'ectopies inguinales. *Le testicule peut rester dans le canal inguinal, pendant que l'épididyme descend dans le scrotum.* M. Gosselin a rapporté un fait des plus intéressants de ce genre (Gosselin, clin. chirurg., t. II, p. 304). *Épididymite scrotale avec inclusion inguinale du testicule.*

MM. Gidon et Fayel ont publié dans le numéro de

mars 1876 de *l'Année médicale*, journal de médecine de Caen, sous le titre : *Ectopie inguinale interstitielle du côté gauche. — Prolapsus du canal déférent, simulant une ectopie inguinale externe*, le résultat d'une autopsie qui confirme la réalité de l'observation de M. Gosselin. Les chirurgiens de Caen ont pu disséquer sur le cadavre un épididyme et un testicule, ayant une disposition analogue à celle que le professeur de clinique de la Charité avait diagnostiquée sur le vivant.

Le testicule peut descendre dans le scrotum pendant que l'épididyme reste dans le canal inguinal. — Godard cite un exemple de cette variété (Étude sur la monorchidie, cit., p. 93).

Le testicule droit était descendu à l'âge de 13 ans. Cette glande avait le tiers de son volume habituel, elle était suspendue et adhérente à l'anneau du canal inguinal par l'épididyme, dont la tête fortement tuméfiée et contenue dans le canal, formait une tumeur apparente au pli de l'aine.

3° *Ectopie cruro-scrotale.* — Dans celle-ci, le testicule est sorti du canal inguinal, mais il n'est pas parvenu jusqu'au scrotum ; il reste dans le pli situé entre celui-ci et la cuisse (1). M. Ledentu a observé un cas d'ectopie cruro-scrotale double (2). Gama a enlevé un testicule cancéreux qui, après avoir occupé le sillon cruro-scrotal, était remonté au devant de l'aponévrose du grand oblique (3). Ces variétés bien observées, nous ferons

(1) Curling, p. 24.
Dumoulin, *Annales de chirurgie*, 1844.

(2) Ledentu, *th. cit.*, p. 77.

(3) Gama *in* Sappey, *Anat. descript.*, testicule.

diviser l'ectopie cruro-scrotale : en *ectopie pré-abdominale*, et en *cruro scrotale proprement dite*.

4° *Ectopie périnéale*. — Ici le testicule va se placer sous la peau du périnée, un peu en avant de l'anus. Godard en cite trois exemples dus à Vidal (1), à Ledwich (2) et à lui-même (3). On peut y ajouter deux faits de Hunter, un de Zeis (4), deux de Ricord et un de Curling (5). J'ai recueilli moi-même une observation de cette nature que je donnerai plus loin.

Elle peut siéger sur la partie médiane, latérale droite ou latérale gauche de la région périnéale antérieure. D'où la division *d'ectopie périnéale médiane*, *d'ectopie périnéale latérale droite*, *d'ectopie périnéale latérale gauche*.

B. *Ectopie par déviation du testicule du trajet normal.*

Ectopie crurale. — C'est la plus exceptionnelle de toutes. Elle comprend trois variétés.

Dans un premier cas, on trouve la glande dans la région crurale, mais elle y est arrivée indirectement après avoir traversé la paroi antérieure du canal inguinal. Chassaignac dit avoir observé un fait de cette nature qui est mis en doute par M. Gosselin à cause de la laxité du grand oblique. S'il y a inclusion inguinale, le testicule d'après lui, est non pas sous la peau, mais

(1) Vidal, *loc. cit.*, p. 432.

(2) Ledwich, *Dublin Journal of médical sciences*, février 1855, p. 76.

(3) Godard, *loc. cit.*, p. 41.

(4) Zeis, *Archiv. für Klinische Chirurgie* de Langenbeck, Berlin, t. II, 1861.

(5) Curling, *Médical Times*, 1866.

derrière l'aponévrose du grand oblique qui, très-faible, s'est relâchée et est descendue jusque dans la région inguino-crurale (1).

Dans le second cas, le testicule s'engage dans l'anneau crural, pénètre dans le canal crural où il fait hernie, et peut même devenir sous-cutané après s'être engagé dans un des trous du fascia crebriformis (2).

Dans un troisième cas appartenant à Vidal, le testicule après avoir franchi le fascia crebriformis, s'était déplacé secondairement en haut, vers les couches sous-cutanées de l'abdomen.

De là, notre classification des ectopies crurales.

Ectopies crurales	*ectopie crurale fausse ou ectopie ilio-inguinale.*	
	ectopies crurales vraies	*supérieure ou pré-abdominale.*
		inférieure ou cruro-inguinale.

Dans ces quatre dernières variétés d'ectopies, il peut arriver certains accidents. Il y a de la gêne dans les mouvements de flexion de la cuisse, des douleurs plus ou moins vives pendant les efforts ou le coït, par suite des froissements auxquels est exposée la glande (chocs extérieurs, contraction des muscles abdominaux) (3).

Dans toutes les ectopies que nous avons citées, il est bien convenu qu'il n'est question que des anomalies de situation congénitales et permanentes. Il ne faudrait pas nous accuser de négliger les déplacements provo-

(1) Curling, p. 56.

(2) Scarpa, *Traité des hernies*, p. 200. — Eckart, *Loder's Journal für die chirurgie*, IIe vol., p. 187.

(3) Vidal, Traité de pathologie externe, 2e édit., t. V, p. 431. — Curling, p. 50.

qués par un traumatisme ou une descente tardive de l'organe (1).

L'ectopie testiculaire a été attribuée à des causes multiples. L'influence de l'hérédité, en tant que cause prédisposante, a été prouvée (Berchon, Société de biologie, 1866).

Les causes déterminantes peuvent se grouper ainsi :

— Maladies du testicule et de ses annexes ;

— Insuffisance de l'appareil moteur du testicule;

— Étroitesse du trajet inguinal.

Les maladies du testicule et des annexes seraient : l'hypertrophie, qui empêcherait la pénétration à travers les anneaux, l'orchite qui maintiendrait la glande unie d'une manière immuable à l'intestin grêle, à l'S iliaque ou cœcum; la brièveté du canal déférent (2).

L'insuffisance du gubernaculum testis pourrait tenir à une paralysie ou un développement incomplet de ce muscle. L'ectopie crurale serait la conséquence d'une hypertrophie du faisceau externe avec akinésie ou dégénérescence des deux autres faisceaux. L'ectopie périnéale à une insertion vicieuse du *musculus testis*, qui, au lieu de s'attacher aux téguments de la racine de la verge, se serait fixé en avant de l'anus. Une inser-

(1) Holmes, *System of surgery* (malad. des organes générateurs mâles, t. IV.)

Hunter, *Œuvres complètes*, édit. Palmer, vol. IV, p. 15. — Trad. de l'anglais par Mayor, de Lausanne, *Gaz. médic.*, 1836, p. 6. — Richelot, 1841, t. IV, p. 63.

Oustalet, *loc. cit.*

Verdier, Traité des bandages, p. 446.

(2) Hubbard, *The Américan Journal*, p. 100.

tion vicieuse du gubernaculum causerait l'ectopie isolée du testicule, de l'épididyme et du canal déférent.

Dans les ectopies testiculaires, de même que dans l'anorchidie, les organes génitaux externes sont le plus souvent modifiés. Dans l'ectopie abdominale ou inguinale unilatérale, le scrotum manque dans une de ses moitiés. Le raphé, s'il existe, est déjà du côté de l'ectopie. Le pénis est diminué de volume. Dans l'ectopie périnéale, l'absence d'une moitié du scrotum est la règle. Lorsque l'ectopie est double, il n'y a pas de scrotum, la peau de la région qu'il occupe normalement porte quelquefois les traces d'une sorte de raphé, et se rapproche de la face inférieure de la verge. Celle-ci est ordinairement très petite.

Nous ouvrirons ici une petite parenthèse pour expliquer ce qu'il faut entendre par les expressions de *monorchidie* et de *cryptorchidie* que nous n'avons pas encore employées, que l'on trouve partout, et dont nous devons nous-même bientôt nous servir. On appelle *monorchides* les individus qui sont affectés d'ectopie simple, et *cryptorchides* ceux qui ont une ectopie double (1).

Revenons maintenant à notre sujet.

(1) Le mot cryptorchidie (de ὄρχις, testicule et κρυπτειν, cacher), n'a pas la même signification pour tous les anatomistes. Pour Follin et Goubaux, il y a cryptorchidie, quand les deux testicules se sont arrêtés dans leur migration, ou même quand seulement l'un deux n'est pas descendu; conséquemment, ils admettent une *cryptorchidie double* et une *cryptorchidie simple*. Pour Godard, il n'y a cryptorchidie que lorsque les deux testicules ne sont pas arrivés dans les bourses. C'est cette acception qui a prévalu et que nous adoptons.

Une question très controversée est celle de savoir si le testicule en état d'ectopie est sain ou altéré.

Deux opinions diamétralement opposées sont en présence :

Follin, après avoir examiné un certain nombre de testicules arrêtés dans leur migration, déclare que la cryptorchidie entraîne toujours l'atrophie de la glande avec dégénérescence graisseuse et fibreuse de son tissu. La même proposition a été formulée par Goubaux.

Godard, de son côté, examine huit testicules de monorchides, et ne trouve aucune des lésions annoncées par les auteurs précédents. D'après lui, la glande perdrait un peu de son volume et serait parfois un peu anémiée, mais le parenchyme serait toujours intact et les tubes aussi sains à l'œil nu et sous le microscope que dans un testicule normal.

Dans ces dernières années, un certain nombre de faits ont été publiés en faveur de l'une et l'autre de ces deux opinions (1) Mais les observations d'ectopies du testicule avec état d'*intégrité apparente* de la glande sont les plus nombreuses. Nous soulignons exprès les mots *intégrité apparente*. Nous pensons, en effet, que dans presque tous les cas la glande est plus ou moins altérée. L'examen macroscopique ne prouve rien ; quant aux examens microscopiques faits par Godard, que l'on pourrait m'opposer, ils ne me satisfont pas davantage.

Au moment où Godard faisait ses coupes histologiques,

(1) J. Cloquet, *Recherches sur les causes des hernies*, p. 24.

Lorey, *Ueber Kryptorchimus Zeitschreft für rationnelle médicin*, Band XXI, p. 91-101.

Reigel, *Archiv. Von Virchow*, Band XXXVIII, p. 144.

Bright, *Hospital reports*, vol. II, p. 250.

Curling, *loc. cit.*, p. 28 et 33.

Follin et Broca, *Arch. de médec.*, t. XXVI, p. 265.

nous n'avions pas sur l'anatomie du testicule des notions aussi précises que celles que nous possédons maintenant.

On ne savait pas que la paroi des canalicules séminifères fut composée de plusieurs couches de cellules superposées et réunies entre elles sous forme de membranes : la couche la plus interne étant continue, les couches extérieures présentant l'aspect de réseaux (1). On ignorait que les capillicules spermatiques fussent entourées d'une gaîne lymphoïde et que les trabécules conjonctives qui les séparent fussent garnies de fibres musculaires et tapissées de cellules endothéliales plates, les cellules interstitielles ou de plasma n'étant pas découvertes.

On pensait encore que les ovules et les spermatozoïdes avaient le même développement, lorsqu'il est reconnu aujourd'hui que les premiers sont constitués par des cellules arrivées à un développement complet, tandis que les secondes ne sont que les fragments d'un simple corps cellulaire (spermatoblate).

Mihalkovicz n'avait pas entrepris ses recherches sur l'irrigation sanguine de la glande et de l'épididyme.

En présence de ces progrès de la science, quelle foi avoir dans des examens microscopiques anciens !.... On peut en faire table rase. C'est une étude tout entière à recommencer.

Nous croyons sincèrement que si on examinait un testicule en état d'ectopie et paraissant sain à l'œil nu, avec l'aide des procédés si délicats, si subtils et si minutieux de la technique histologique moderne, on trouverait des lésions manifestes dans le parenchyme et probablement dans les vaisseaux.

(1) Mihalkovicz, *Arbeiten des phys. Labotarium zu Leipzig*, 1873, p. 1.

Ce qui prouve que la glande en état d'ectopie est malade, c'est que le sperme sécrété par elle ne renferme pas de spermatozoïde. Tous les auteurs sont d'accord sur ce point. Comment expliquer le défaut de spermatozoïde, si le testicule est sain, s'il fonctionne normalement !... Si le testicule en état d'ectopie était bien conformé ou restait intact, son produit de sécrétion serait normal. Une glande non malade sécrète toujours un liquide identique à lui-même.

Godard qui a examiné le sperme contenu dans les voies spermatiques à droite et à gauche chez trois monorchides, a trouvé que chez tous, il n'y avait pas de spermatozoaires du côté anormal, mais qu'ils étaient très-abondants du côté qui correspondait au testicule descendu.

MM. Follin et Goubaux sont arrivés aux mêmes conclusions. Dans cinq cas de cryptorchidie, le liquide recueilli soit dans le testicule, soit dans l'épididyme, soit dans le canal déférent, soit dans la vésicule séminale, ne contenait pas d'animalcules ni d'un côté ni de l'autre (1). Les observations faites sur les mammi-

(1) Les tubes séminifères sont enlacés par un réseau capillaire qui, dans certains points, est enveloppé à son tour par le courant lymphatique. On n'a pu suivre ces vaisseaux à travers les cellules qui, par leur juxtaposition, constituent la paroi propre des tubes spermatiques. La disposition n'est plus la même dans l'épididyme : les artères situées dans le tissu interstitiel, fournissent des rameaux nombreux qui se ramifient dans la paroi du canal et se terminent immédiatement au-dessous de l'épithélium en un réseau capillaire très-serré. Cette disposition rappelle celle des follicules de Graas, et prouve que l'épididyme est chargé d'une sécrétion spéciale (Mihalkowicz). — D'après Frey, il fournirait les principes liquides du sperme, tandis que le *rete vasculum testis* servirait à rassembler les spermatozoïdes sécrétés par le testicule. — Quoiqu'il soit, on doit toujours trouver des spermatozoïdes dans le canal déférent.

fères offrent la plus parfaite concordance avec celles qui sont relatives à l'homme. Goubaux et Follin ont pu constater sur trois chevaux, deux ânes, un taureau, un bélier, un porc et un chien, tous monorchides, la présence des animalcules, du côté où le testicule était à sa place, leur absence du côté où il n'était pas descendu. Sur un cheval cryptorchide, M. Bouley n'a trouvé de zoospermes ni à droite, ni à gauche.

Le manque de spermatozoïdes dans un testicule mal placé nous paraît donc incontestable dans presque tous les cas ; pourtant cette opinion a été combattue à diverses reprises par Rougemont (1), par Debout, par Michon (2) qui s'appuyait sur des cas de cryptorchidies chez les animaux sans stérilité consécutive, par Taylor (3), Poland, Cock, Durham et Puech (4). Malheureusement, il manque à tous ces exemples le contrôle de l'examen du sperme, et cette raison peut suffire pour les récuser. Il n'en est plus de même de deux faits publiés par Beigel (5) et Valette (6), de Lyon. Le premier auteur, dans un cas de cryptorchidie double a trouvé des animalcules spermatiques dans le sperme, M. Valette en a reconnu dans le canal déférent d'un testicule arrêté dans l'aine.

On ne saurait nier ces deux faits, mais l'exception n'a jamais fait que confirmer la règle ; et aux deux observations ci-dessus on peut en opposer plus de cinquante autres qui sont absolument contraires.

(1) Rougemont, *Note au traité des hernies*, de Richter.
(2) *Bulletins de la Société de chirurgie*, 1852, p. 95.
(3) Taylor, *Médecine légale*, 1861.
(4) Puech, *Gaz. hebdomadaire*, 1856.
(5) Beigel, *Archiv. Von Virchow*, vol. 38, p. 144.
(6) Valette, *Lyon médical*, mai 1869.

Quelques médecins, guidés par l'apparence de la glande, et croyant, comme Godard, à son intégrité, ont proposé plusieurs explications pour expliquer le trouble apporté dans la fonction spermatique. Pour les uns, l'aspermotozoïdie serait due à l'absence des secousses que pendant le coït le crémaster imprime au testicule, lorsque celui-ci est dans le scrotum, pour les autres à la compression exercée par la paroi abdominale.

La réponse est facile : l'organe situé dans l'abdomen échappe à la dernière explication ; quant à la première elle est infirmée par ce fait que la sécrétion spermatique, bien que plus énergique pendant le coït ou tout de suite avant, a lieu également en dehors de ce moment. Il faut donc chercher une autre cause.

La modification dans la sécrétion tient à une perturbation dans la circulation de la glande et dans son innervation vaso-motrice. La quantité et la qualité d'une sécrétion dépendent, non-seulement de la disposition et de la structure des éléments glandulaires, mais encore, de l'apport sanguin, du ralentissement ou de l'accélération du courant nutritif. Si le mode d'influence qu'exerce le système nerveux sur chaque glande en particulier n'est pas encore suffisamment déterminé, il est certain qu'il joue un rôle important. En modifiant le calibre des vaisseaux, il accélère la vitesse du sang et augmente la capacité des canaux ; en outre, il éveille dans le tissu propre de la glande les propriétés spéciales que ce tissu possède (1).

Par suite de sa nutrition défectueuse, le testicule anor-

(1) Beclard, *Traité de physiologie*, 5e édit., p. 498. Beraud et Robin, *Traité de physiologie*, t. I, p. 99.

faut rapporter la fréquence de la localisation de l'inflammation dans le testicule non descendu dans les bourses.
mal constitue un *locus minoris resistentiæ* congénital
et par suite un *locus mineris secretionis*. C'est à ce vice,
dans la circulation et la nutrition de l'organe, qu'il

Pour compléter l'étude des lésions anatomiques, nous ajouterons que les ectopies unilatérales s'accompagnent fréquemment d'une diminution de la vésicule séminale du même côté, et des deux côtés, si l'anomalie est bilatérale.

Arrivé où nous en sommes, il nous devient aisé de différencier l'anorchidie de la monorchidie et de la cryptorchidie. Chez le monorchide et le cryptorchide l'absence de l'organe est seulement apparente ; chez l'anorchide, elle est réelle. Dans la monorchidie et l'anorchidie simple, l'individu est fécond si l'autre testicule est bien conformé. L'anorchide double est toujours infécond, le cryptorchide l'est presque toujours. — La puissance dans les relations sexuelles varie trop pour que l'on puisse établir de loi.

La glande séminale non descendue ne sécrète pas de spermatozoïdes, et nous l'avons prouvé en indiquant le résultat donné par l'examen microscopique du liquide contenu dans le canal déférent et dans la vésicule du côté de l'ectopie.

La conséquence de ce fait capital, c'est que chez les monorchides, le testicule qui est dans le scrotum est le seul qui sert à la génération ; on peut ainsi savoir si le testicule droit ou gauche contiennent des spermatozoïdes destinés à procréer des enfants de sexe différent, comme le pensaient les anciens auteurs. Godard a rassemblé quatorze observations qui infirment absolument cette doctrine. Des monorchides du même côté ont pu avoir des garçons ou des filles, et le même monorchide a eu deux enfants de l'un et l'autre sexe. La glande séminale descendue est donc sans influence sur le sexe (1).

Du reste, le problème de la procréation facultative des garçons ou des filles est encore inconnu. Ce qui est certain, c'est que les germes mâles et les germes femelles ne sont pas isolés dans l'un ou l'autre testicule. Hufeland a fait la remarque très-judicieuse que les œufs de poisson, fécondés avec la même semence, donnent indistinctement naissance à des mâles ou à des femelles, ce qui prouve que le sexe réside non dans le sperme, mais dans l'œuf.

Michel Procope Couteau, en 1848, après que Harvey

(1) Godard, *loc. cit.*, p. 75.

Nous lisons dans Hippocrate, traduction de Littré, vol. VIII, p. 501 :

« *Moyen pour engendrer à volonté garçon ou fille.* — Si « l'homme veut engendrer un garçon, il a des rapports avec la femme « à la fin des règles, ou bien quand elles viennent de cesser ; il « enfonce autant qu'il peut jusqu'à l'éjaculation. Si c'est une fille, il « a des rapports au plus fort des règles ou du moins coulant encore ; « il se liera du testicule droit autant qu'il pourra le supporter. Pour « un garçon, il se liera du testicule gauche. »

Avicenne a soutenu la même idée que le médecin de Cos.

« L'homme prédestiné à procréer des mâles, dit-il, est d'une grande « force physique ; il joint à la souplesse la fermeté des chairs ; il a le « sperme épais, abondant, le testicule gros, les veines apparentes, un « appétit vénérien, il ne ressent point de fatigue du coït, il est sujet à « des pollutions spontanées, *et sa semence s'écoule du testicule droit* « le premier développé à son adolescence. »

Cette habitude de se lier un testicule pour avoir un enfant de l'un ou l'autre sexe, est resté à l'état de préjugé vivace dans certaines de nos campagnes.

eut lancé son fameux axiome : *omne vivum ex ovo*, conséquence de la découverte du rôle des ovaires et des ovules; Procope Couteau, disons-nous, avança qu'un des ovaires ne servait à faire que des mâles et l'autre que des femelles. « Dans cette hypothèse, prononce-t-il, il est évident qu'il serait fort aisé d'avoir à son gré, des garçons ou des filles. Il n'y aurait qu'à faire enlever l'ovaire destiné au sexe qu'on ne voudrait pas. » — Procope Couteau continue en faisant observer « que si « un homme ne peut pas à son choix, faire couler la se-« mence des vésicules séminales, la femme, au con-« traire, peut la diriger vers celui de ses ovaires qui « lui plaît. Elle n'a qu'à se pencher toujours de son « côté, lorsqu'elle travaille à devenir mère. La liqueur « séminale sera, par sa propre pesanteur, déterminée à « s'insinuer dans la trompe qui aboutit à l'ovaire qu'elle « a en vue. »

Le problème posé par ce savant, écrivain spécialiste distingué du temps, a été résolu négativement (1). Des femmes opérées d'ovariotomie, l'autre ovaire restant sain, ont pu engendrer successivement des enfants de l'un et l'autre sexe. Sur une femme qui avait eu dix enfants de sexes différents, on ne trouva après la mort qu'un seul ovaire, celui du côté droit. Chez les animaux dont l'utérus est bicorne, on rencontre dans chacune des poches, des fœtus de l'un et l'autre sexe.

Les pages écrites sur le même sujet par Lamettrie (l'an VII), Robert le Jeune (1801), Millot (1828), ne contiennent que des hypothèses sans fondement.

(1) Dans cette théorie, l'ovaire droit était destiné à produire des individus mâles, et l'ovaire gauche des individus femelles. C'est ce qui avait été soutenu également auparavant pour le testicule.

Debay a prétendu que la détermination du sexe a lieu au moment même de la fécondation. Elle dépendrait exclusivement des qualités de l'œuf et du sperme. Ces qualités se traduiraient par les diverses proportions d'azote contenues dans les matières, dont les œufs et le sperme sont formés. Le sperme serait-il à un degré supérieur d'azotation, le produit serait mâle. Le sperme serait-il à un degré inférieur d'azotation, le produit serait femelle. Partant de cette théorie chimique de la fécondation. Debay a proposé un régime alimentaire et hygiénique destiné à obtenir les résultats voulus.

Hélas ! la déception est venue vite. Malgré les expériences de Duméril, de Liebig et de Spallanzani, il est certain que la détermination sexuelle ne dépend pas de la quantité et de la qualité de liqueur fécondante. Les spermatozoïdes seuls sont les éléments de l'ovulation, mais qu'ils contiennent plus ou moins d'azote, cela importe peu sur la nature du produit de la conception. — Ceux qui se sont soumis aux règles de la cuisine amoureuse établies par Debay, n'ont pas toujours eu le fruit qu'ils désiraient.

Dans ce court exposé, je n'ai voulu citer que les hommes les plus recommandables ; j'en ai omis à dessein un nombre considérable, pour éviter de fastidieuses répétitions.

Je terminerai ce point particulier de mon travail par la discussion rapide de quelques théories émises dans ces vingt dernières années par des physiologistes honnêtes, convaincus, vrais savants, dont les paroles font autorité dans les sciences biologiques.

MM. Coste, Schirac, Huber ont cherché à prouver que : *le sexe de l'embryon varie suivant le degré de ma-*

turité que possède l'œuf, lorsqu'il rencontre les spermatozoïdes. Un œuf incomplètement mûr donne des femelles, un œuf mûr donne des mâles. D'après cette idée, les femelles seraient des mâles inachevés (Tiedmann).

Un professeur de Genève, M. Thury, a tenté d'appliquer aux mammifères cette loi de l'ovologie. « Je don-« nai pour instruction, dit-il, de faire saillir au com-« mencement de la chaleur, pour avoir des femelles, et « à la fin pour avoir des mâles; j'obtins ce que j'avais « prévu. »

Un auteur, dont je tairai le nom, affirme avoir appliqué et fait appliquer sur l'espèce humaine, les principes du professeur genévois. Il a posé les conclusions suivantes :

Les rapports sexuels pratiqués pendant le dernier jour des règles ou pendant les deux premiers jours qui suivent leur cessation, donnent naissance à des filles :

Les rapports sexuels pratiqués cinq à six jours après la fin des règles, donnent naissance à des mâles.

J'éviterai de me prononcer sur la valeur de ces préceptes; mais je crois qu'appliquer à l'espèce humaine, à la femme qui en est la plus haute expression, les lois de l'ovologie me paraissent forcer la note. Ces preuves tirées de l'examen de la reproduction d'êtres aussi différents d'elle, au point de vue anatomique et physiologique, me paraissent discutables. Les expériences de Coste avaient été faites sur des abeilles, lorsque le célèbre professeur a voulu reprendre les expériences de M. Thury sur la jument, la vache, la chienne, les poules ; il n'a obtenu aucun résultat probant.

Les statistiques dressés par MM. Hofacker et Boudin, Lucas, Girou de Buzareinges, de Sadler, Bertillon pour établir l'influence de l'âge des parents sur le sexe des enfants, se contredisent toutes. Il en est de même des autres statiques réunis pour savoir si le changement d'heure des rapports sexuels modifie le sexe de l'enfant.

En 1873, M. le docteur Ch. Ariste a émis une nouvelle proposition. Elle est basée sur *la loi de l'alternance des germes de la femme*. Selon lui, la femme qui vient, au moment d'une menstruation, de perdre un ou deux ovules, le plus souvent un seul, pondra le mois suivant, des ovules d'un sexe différent. Ainsi, après l'accouchement, le premier ovule pondu sera du sexe féminin, si le dernier ovule fécondé a donné un enfant du sexe masculin. A dater d'un premier accouchement, on notera minutieusement l'apparition des premières règles normales, et, en consultant ce petit tableau, il deviendra facile, en se livrant à l'acte de la génération au moment le plus propice, de procréer un être du sexe désiré. D'après une observation, M. Ariste conclut que chez la jeune fille vierge, le premier germe pondu est mâle, par suite on pourrait commencer à compter également, à partir du premier écoulement menstruel (1).

L'alternance des germes de la femme n'est pas prouvée. En supposant même que deux ovules lancés successivement dans la trompe, et de là, dans la cavité utérine, sont destinés à être le point de départ de deux êtres différents, lorsqu'ils auront été pénétrés par les spermatozoïdes ; il serait impossible de connaître le nombre des ovules tombés dans la matrice, en se fiant à l'écoulement menstruel. L'ovulation et la menstruation, qui semblent habituellement concomitantes, peuvent, dans certains cas, s'établir d'une façon indépendante.

(1) Ch. Ariste, *Considérations sur la possibilité d'avoir un garçon ou une fille, d'après la loi de l'alternance des germes de la femme*, Paris, 1873.

MM. Gubler, de Sinety, Slavjansky (de Saint-Pétersbourg) ont cité des faits à l'appui de cette nouvelle notion. On a trouvé des ovules dans l'utérus en dehors de la période menstruelle, et M. Tessier a vu la menstruation avoir lieu régulièrement chez une femme à laquelle il avait enlevé les deux ovaires dégénérés.

Tout ce que l'on peut dire aujourd'hui, c'est qu'une quantité infinitésimale de sperme suffit pour donner à l'ovule la propriété d'entrer en prolifération, mais on ignore comment le spermatozoïde, après avoir perforé la membrane de l'ovule, agit pour amener la détermination du sexe.

Le sperme de l'un et l'autre testicule a le même effet, le même résultat est obtenu sur les ovules de l'un ou l'autre ovaire.

Le monorchide peut avoir des enfants ; — et bien que cette conclusion ne soit pas susceptible d'une démonstration rigoureuse, il est à peu près certain que chez lui, la glande séminale doit petit à petit augmenter, pour remplacer le testicule absent, et que la fonction spermatique doit acquérir une plus grande activité dans l'organe hypertrophié. — L'instinct de la génération ne saurait non plus avoir subi d'altération, et rien dans les caractères extérieurs du corps, à part l'absence d'un testicule, ni dans l'intelligence, ni dans le moral ne trahit l'anomalie.

Chacune des ectopies que nous avons étudiées correspond à une disposition normale chez les animaux (1).

(1) Les animaux qui ont le testicule dans le scrotum sont : les quadrumanes, la plupart des carnivores ; — chez les didelphes, les kanguroos et le phascolome ; les gerboises, la plupart des ruminants et des solipèdes (Cuvier, *Anat. comparée*, t. VII, p. 101).

Les poissons ont deux testicules placés dans l'abdomen et munis d'un canal excréteur, mais chez l'*anphyoxus*, celui-ci fait défaut (1). — Jamais, même dans les espèces les plus inférieures, ils ne se confondent entièrement; ils se mettent quelquefois en contact, mais la coélescence n'est qu'apparente. — Comme nous l'avons déjà écrit, il n'en est pas de même chez les batraciens (sauf le triton et la salamandre), les testicules forment une masse unique, inséparable par la dissection.

Les oiseaux sont également *testicondes*, c'est-à-dire qu'ils font partie de la grande classe des animaux qui ont leurs testicules dans le ventre. Ils ont cela de commun avec certains mammifères : les monotrèmes, les cétacés vrais et herbivores (2), les amphibies (3), les édentés (4) et quelques pachydermes : damans, rhinocéros, éléphants.

Chez quelques espèces, et particulièrement chez les cheiroptères, le plus grand nombre des rongeurs, les glandes situées ordinairement dans l'abdomen, en sortent à l'époque du rut pour venir se placer dans l'aine ou sous la peau du périnée (taupes, musaraignes, chauve-souris, hérissons, rats, agoutis, etc., et plusieurs autres).

L'inclusion inguinale existe à l'état permanent chez les castors, les myopotames.

La genète, la civette et le cochon ont les testicules sous la peau du périnée, au-dessus de l'anus.

Chez les loutres et le chameau, ils sont situés sous la peau de l'aine.

Détail anthropologique intéressant : le scrotum n'existe que dans les espèces que l'on peut rapprocher de

(1) Milne Edwards, *Leçons sur la physiol.*, t. IX, 1re partie, 1868.

(2) Le dauphin (Stannius et Siebold, *Anatom. comp.*, t. II, p. 509).

(3) Burdach, *Physiologie*, t. I, p. 148.

(4) Notamment les fourmiliers, les paresseux et les tatous.

l'homme. Excepté le grand chimpanzé d'Afrique, chez tous les autres animaux qui ont les testicules dans les bourses, la tunique vaginale reste toujours en communication avec le péritoine.

En face de ces dispositions naturelles chez les animaux, on s'est demandé si, chez un homme présentant une ectopie du testicule, tout en tenant compte de l'état de la glande, de ses annexes, des parties voisines et de la disposition anatomique du gubernaculum testis, il ne s'agissait pas d'un acte d'hérédité par *atavisme*.

Un individu peut présenter les traits d'une génération passée et dont le souvenir est absolument perdu.

Les ectopies testiculaires, de même que le bec de lièvre, la polydactilie, la microcéphalie, les mamelles multiples, etc., etc., seraient comme des hésitations du principe d'évolution, comme des efforts de sa part à s'arrêter au point où il en était resté dans les formes antérieures, à marcher dans d'autres directions précédemment suivies, ou même à rétrograder en arrière.

Les ectopies seraient des phénomènes d'atavisme, des réminiscences lointaines, des faits de reversion.

Il est certain qu'il y a sur le germe des influences latentes impossibles à estimer, mais ici, il faudrait descendre si bas dans l'échelle des êtres, abuser si étrangement du transformisme, de la *création naturelle* de Hœckel, qu'il serait imprudent de défendre cette théorie.

Les limites de ce travail ne nous permettent pas de discuter davantage cette question. Aux transformistes appartient de juger si la série des formes diverses que tout individu d'une espèce quelconque parcourt à partir du début de son existence est simplement une récapitulation courte et rapide de la série des formes spécifiques multiples par laquelle ont passé ses ancêtres, les aïeux de l'espèce actuelle pendant l'énorme durée des périodes géologiques (1), et si l'ectopie testiculaire est un retour en arrière.

Ce que nous pouvons affirmer, c'est que la paléontologie humaine ne remonte pas encore assez loin pour fournir une base solide à cette doctrine.

Inversions testiculaires.

A l'état normal, l'épididyme repose sur le bord supérieur et postérieur du testicule. C'est la règle générale, mais cette règle souffre bien des exceptions.

A l'hôpital du Midi, nous avions deux consultations par semaine, et nous recevions hebdomadairement une moyenne de quatorze malades ; sur ce nombre, il y en avait presque toujours un qui n'avait pas l'épididyme à sa place habituelle. M. Royet, mon prédécesseur dans le même établissement, qui a fait la même statistique, a trouvé un cas d'inversion antérieure sur quinze à vingt individus. Il lui est même arrivé d'en constater jusqu'à trois sur douze entrants (2).

L'inversion épididymaire me paraît encore plus fréquente depuis que j'exerce la médecine, il ne se passe guère de mois sans que je sois à même d'en rencontrer. Il faut croire pourtant que cette anomalie est encore peu connue des praticiens, car deux personnes ainsi conformées avaient été traitées pour des varices du cordon.

Nous ne saurions accepter l'opinion de M. Sappey, qui

(1) Hœckel, *Histoire de la création des êtres organisés d'après les lois naturelles*, Traduct. française, Paris, 1844.

(2) Royet, *De l'inversion du testicule*, Paris, 1859.

affirme que sur quarante-cinq individus qu'il a examinés et ensuite disséqués, n'avoir trouvé qu'un seul exemple d'inversion (1). Que M. le professeur Sappey veuille bien se rendre dans un service de vénériens, et il sera le premier à modifier le chiffre qu'il donne.

Nous définirons l'inversion testiculaire : *une anomalie du testicule dans laquelle l'épididyme n'occupe pas sa position normale tout en restant juxtaposée à la glande.*

Avec cette définition on élimine les cas d'anorchidie avec descente de l'épididyme dans les bourses (*Observations de M. Gosselin, clin. médec.*).

C'est à M. Royet qu'on doit une connaissance précise de l'inversion. Sans doute, Boyer avait observé que, dans quelques hydrocèles, le testicule n'avait pas sa place accoutumée (2). A. Cooper avait fait la même remarque (3) ; mais l'un et l'autre y voyaient l'intervention d'une cause pathologique, d'une inflammation. M. Maisonneuve, dans sa thèse inaugurale, en 1835, signala la fréquence de l'inversion testiculaire ; il ajouta à ses observations cette considération intéressante que cette anomalie est généralement unilatérale (4). A partir de 1835, il est fait mention de l'inversion testiculaire dans certains travaux à propos des maladies du scrotum ou de la glande. Parmi eux on peut citer le mémoire d'Aubry sur l'épididymite blennorrhagique (5), un article de Ricord dans le journal de chirurgie de Mal-

(1) Sappey, *Anatomie descriptive*, 1re édit., t. III, p. 152.

(2) Boyer, *Maladies chirurgicales*, t. X, p. 184, art. Hydrocèle.

(3) A. Cooper, *Œuvres chirurgicales*, trad. Richelot, p. 478.

(4) Maisonneuve, *Propositions sur quelques points d'anatomie, de physiologie et de pathologie*, th. Paris. 1835.

(5) Aubry, *Épididymite blennorrhagique* (Arch. de médec., 1841).

gaigne (1), l'article testicule de Velpeau dans le dictionnaire de médecine (2). — Vidal (3), Nélaton (4), Malgaigne (5) consacrent dans leurs ouvrages quelques lignes à cette anomalie qu'ils croient très rare. En Angleterre, Curling en parle comme d'une chose encore à peu près ignorée (6). Enfin, en 1859, M. Cullerier, disait devant la Société de chirurgie que l'inversion se rencontrait souvent et qu'elle s'observait aussi sur des testicules sains (7).

Tels étaient les matériaux que M. Royet avait à sa disposition pour écrire sa monographie.

Jusqu'à ce moment on ne connaissait qu'une inversion, celle dans laquelle l'épididyme est en avant au lieu d'être en arrière du parenchyme glandulaire, sauf une variété exceptionnelle présentée par Godard à la Société anatomique (8).

Les recherches de M. Royet lui permirent de décrire plusieurs dispositions nouvelles. Au lieu d'occuper le bord postérieur et supérieur de la glande, l'épididyme peut répondre non-seulement à son bord antérieur et inférieur, mais encore à ses parties latérales et parfois à toute sa circonférence.

(1) Ricord, Journal de chirurgie de Malgaigne, 1843, p. 166.

(2) Velpeau, *Diction. de médec.* en 30 vol., Art. Testicule, t. XXIX, p. 449.

(3) Vidal, *Maladies vénériennes,* Paris, 1853, p. 67.

(4) Nélaton, *Pathologie chirurgicale,* t. V.

(5) Malgaigne, *Anatomie chirurgicale*, 2e édit., 2e vol., p. 396.

(6) Curling, *loc. cit.*. p. 62).

(7) Cullerier, Bulletins da la Société de chirurgie, 1855.

(8) Les observations d'inversions antérieures sont nombreuses. MM. Royet et Ledentu en ont vu beaucoup et M. Dissaux, dans sa thèse inaugurale (*Quelques considérations sur l'orchite blennorrhagique et de son traitement par les frictions stibiées*, th. Strasbourg, 1865, p. 51), dit aussi en avoir observé deux cas. On pourrait multiplier ces exemples.

M. Royet décrit :

Une inversion antérieure ;

Une inversion latérale qui se divise en deux, suivant que l'épididyme occupe la face interne ou la face externe du testicule.

Une inversion supérieure ou horizontale ;

Une inversion en anse ou en fronde ;

Une inversion mobile ou changeante.

L'inversion antérieure est la plus fréquente. Elle n'existe ordinairement que d'un seul côté. Le grand diamètre du testicule est dirigé obliquement de haut en bas et d'arrière en avant. Le bord libre regarde en bas et en arrière, tandis que l'autre, surmonté par l'épididyme, est tourné en haut et en avant, la tête de l'épididyme est en arrière et occupe le point le plus culminant, la queue, le point le plus déclive et le plus antérieur. En outre, chose très importante au point de vue pratique, les rapports des vaisseaux et du canal déférent sont entièrement renversés.

Le cordon est formé par le canal déférent, les artères spermatiques et déférentielles, les veines spermatiques, les lymphatiques et les nerfs. Tous ces organes sont unis entre eux par un tissu cellulaire lâche dans lequel on trouve des fibres musculaires lisses dont nous avons indiqué les usages dans le chapitre précédent. A l'état normal le canal déférent est placé en arrière et donne au doigt qui le presse la sensation d'une plume de corbeau. L'artère spermatique est en avant du canal déférent, tantôt antérieure aux veines spermatiques, tantôt située au milieu de ces veines. L'artère déférentielle est accolée auquel elle donne des rameaux dans son trajet; son calibre est très petit. Les veines spermatiques sont nombreuses, et comprennent deux groupes: un groupe principal, composé de plusieurs veines volumineuses qui entourent l'artère spermatique et qui sont en avant du canal déférent, et un groupe secondaire formé de deux ou trois petites veines qui sont en arrière de ce canal (1). La situation des lymphatiques n'offre rien de particulier et ne saurait nous occuper.

Dans l'inversion antérieure, le canal déférent se trouve entre les vaisseaux et la peau. Il n'y a en avant de lui que le groupe secondaire des trois ou quatre veinules.

Inversion latérale. — Les inversions latérales franches sont rares : ordinairement elles se combinent avec l'antérieure dont elles deviennent des variétés. L'inversion latérale interne est la moins commune.

Inversion supérieure ou horizontale. — Le grand axe du testicule est antéro-supérieur et l'épididyme repose sur le bord supérieur. La tête de l'épididyme peut être en avant ou en arrière.

Inversion en anse ou en fronde. — Elle consiste en une anse formée par l'épididyme et le canal déférent autour du testicule. L'épididyme est tantôt en avant, tantôt en arrière.

Inversion mobile ou changeante. — Elle diffère des précédentes par son existence passagère. Tandis que celles-ci à quelque époque qu'on les examine, se présentent toujours avec le même caractère, celle-là, au contraire persiste un jour et disparaît le lendemain, pour revenir plus tard et ainsi de suite. Cette mobilité

(1) Périer, des veines du cordon, th. agrégation.

tiendrait, d'après M. Royet, à la contraction du crémaster.

Telle est la classification de M. Royet,

Elle ne comprend pas toutes les variétés.

M. Royet a laissé de côté une inversion qui a été rencontrée une fois par Godard, et une fois par lui-même.

Dans ses études sur la monorchidie et la cryptorchidie voici comment Godard décrit cette inversion : « Il s'agit d'un nommé Fortin, dont le testicule droit était resté dans l'abdomen... A gauche, le scrotum était normal, mais le testicule mis à nu, je vois, poursuit l'auteur, que cette glande de volume ordinaire a la forme d'un rein ; de plus, elle est disposée d'une façon anormale, car l'extrémité, qui d'ordinaire est supérieure, est dirigée en bas, et l'épididyme se continue avec le canal déférent en formant au point de jonction une sorte de huit de chiffre. »

C'est sur un sujet de Clamart que M. Royet rencontra un fait semblable ; c'était du côté droit. En disséquant il constata que l'épididyme, la tête en bas, était en arrière du testicule. Sa queue, tournée en haut, se continuait presque en ligne droite avec le canal déférent, en formant néanmoins un léger coude, mais beaucoup moins prononcé que dans le cas de Godard. La pièce ayant été abîmée, il a été impossible à M. Royet de déterminer les rapports du canal déférent et des vaisseaux sanguins (2).

M. Ledentu a publié dans sa thèse d'agrégation un

(1) Godard, *loc. cit.*, p. 55.

(2) Royet, *th. cit.*, p. 44 et 45.

cas de cette nature, intéressant en ce que l'anomalie était double.

L'observation avait été recueillie par Paul Hybord, interne à la Pitié (service de M. le professeur Broca) (1).

En voici le résumé :

« Un homme de quarante ans était entré à la Pitié pour se faire traiter d'un ulcère variqueux qu'il portait à la jambe droite. On trouva chez lui un exemple d'inversion assez rare des deux testicules, qu'il fut très facile d'apprécier par le toucher. La direction générale de l'organe était normale. L'épididyme occupait le bord postérieur du testicule ; mais au lieu de coiffer le bord postérieur de la glande, il le longeait dans toute son étendue. La tête regardait en bas et en avant, et la queue se continuait avec le canal déférent qui ne se repliait pas le long de l'épididyme, comme cela a lieu normalement.

« Du reste, cette inversion n'avait jamais amené le moindre trouble dans les fonctions de l'organe spermatique. »

J'ai vu, il y a quelque temps, une inversion de même espèce.

M. X..., âgé de 23 ans, officier au 66e régiment de ligne, en garnison à Tours, se présente le 15 juillet 1878, à ma consultation.

Il se plaint d'éprouver des douleurs sourdes dans les bourses depuis environ une semaine. Plusieurs fois déjà il a été traité pour les mêmes accidents. C'est après des marches forcées, après les exercices prolongés de gymnastique que se sont toujours montrés ces symptômes.

(1) Ledentu, *th. cit.*, p. 34.

La souffrance est un peu plus vive à droite qu'à gauche; elle est localisée aux glandes, et légèrement exagérée par la pression.

M. X... est robuste et a une excellente constitution. Il est fils unique. Son père et sa mère vivent encore et jouissent d'une excellente santé.

Il a eu une blennorrhagie il y a un an, et une orchite consécutive à droite. A part ces maladies, et une scarlatine qu'il contracta à l'âge de douze ans, il n'a pas eu d'autres affections sérieuses.

Ces commémoratifs acquis, nous procédons à l'examen des parties génitales. Le scrotum, très mobile, paraît allongé dans le sens vertical. Il a sa coloration normale. Le raphé médian est à sa place, mais en dehors et au-dessous du pubis on ne voit pas les saillies des cordons et les fossettes qu'ils limitent. La verge est bien conformée.

Pour nous mettre à l'abri de toute erreur, nous avons soin, avant de procéder au palper, de placer le malade debout.

De chaque côté, l'épididyme est en arrière du testicule. Il est dirigé presque perpendiculairement. Sa tête est en bas et sa queue se continue directement en haut avec le canal déférent. Le testicule droit paraît atrophié, il a le volume d'une grosse noisette, il est déformé; la queue de l'épididyme adjacent est indurée; ce noyau d'induration me paraît un des derniers vestiges de l'épididymite ancienne.

Les cordons n'ont pas de varices. Malgré l'examen le plus attentif, il m'est impossible d'en dissocier les éléments constituants.

Les relations sexuelles peuvent avoir lieu, et le sperme examiné ultérieurement au microscope contenait de nombreux spermatozoïdes.

En présence de cet ensemble de signes, mon diagnostic est : congestion testiculaire causée par la fatigue et rendue plus fréquente par suite de la malformation de la glande et l'orchite antérieure.

Je recommandai le repos au lit et l'usage permanent d'un suspensoir.

Depuis, j'ai vu plusieurs fois M. X... qui, grâce au procédé de contention des bourses, peut vaquer librement à ses occupations.

M. Royet a donc eu tort de négliger l'inversion en demi-anse ou en demi-fronde. Aussi certaine que les autres, elle doit, comme elles, entrer dans le cadre nosologique. Une lacune importante à combler dans la connaissance de cette inversion, serait de savoir quelle est la situation des vaisseaux par rapport au canal déférent.

Le très-petit nombre de cas publiés (quatre y compris le nôtre), sont défectueux sur ce point. Nous espérons, si l'occasion se présente, continuer à l'amphithéâtre, nos recherches sur ce sujet. Quoi qu'il en soit, le défaut de notions précises sur les rapports vasculaires ne saurait faire rejeter l'inversion en demi-anse d'une classification. Elle constitue bien une entité morbide spéciale.

Ces inversions peuvent se combiner, c'est-à-dire, qu'un individu peut avoir deux testicules dans le scrotum ayant chacun une inversion différente. J'ai soigné, à l'hôpital du Midi, un sujet ayant une blennorrhagie avec épididymite du côté droit.

La glande spermatique droite était le siège d'une inversion en fronde avec épididymite en avant, tandis que celle du côté gauche avait une inversion antérieure.

M. Ledentu a montré que toutes ces variétés procèdent de deux types fondamentaux qui sont la position normale et l'inversion antérieure. Un mouvement de bascule en donne la clef. Il insiste vivement sur cette particularité (1).

Exposons ses déductions :

Première variété. — « Parlons du premier type, de la position normale. L'épididyme est en arrière; l'extrémité antérieure de la glande bascule en bas autour *d'un axe transversal* ; l'épididyme devient horizontal, et il se produit une inversion supérieure ou horizontale avec la tête de l'épididyme tournée en avant. »

Deuxième variété. — « La bascule continue; la tête de l'épididyme et l'extrémité correspondante du testicule sont en bas ; celui-ci est vertical. Ce sera, si l'on veut, l'inversion en demi-anse avec épididyme en avant. »

Troisième variété. — « Le testicule fait la pirouette complète ; la tête de l'épididyme remonte en haut et en arrière. C'est l'inversion à anse complète ou en fronde avec épididyme en arrière.

En prenant comme point de départ le second type fondamental, l'inversion antérieure, et en supposant la bascule opérée en sens inverse, on arrive aux mêmes conclusions. On se rend compte ainsi de l'inversion supérieure de Royet avec tête de l'épididyme en arrière, de l'inversion en demi-anse avec épididyme en arrière, de l'inversion en anse ou en fronde, avec épididyme en avant.

Cette manière d'interpréter les inversions supérieures

(1) Ledentu, *th. cit.*, p. 34.

avec tête de l'épididyme en avant ou en arrière, les inversions en demi-anses ou en demi-frondes, les inversions en anses ou en frondes avec épididyme en avant ou en arrière satisfait entièrement l'esprit. Elle présente cependant un *desiderata,* elle ne s'adapte qu'aux inversions antéro-postérieures, celles énumérées dans la phrase ci-dessus; elle ne saurait s'appliquer aux inversions latérales.

C'est là un point obscur que M. Ledentu a négligé d'élucider.

L'explication de ces inversions n'est pas moins aisée que celle des précédentes. Supposons un plan passant par le grand axe du testicule ou diamètre antéro-postérieur et par celui correspondant de l'épididyme ; admettons que le testicule en position normale ou en inversion antérieure reste fixe, tandis que l'épididyme peut glisser librement sur l'albuginée et adhère au plan qui le coupe, il adviendra que, si on imprime à ce plan un mouvement de rotation en dehors ou en dedans, on obtiendra une inversion latérale externe ou une inversion latérale interne; l'épididyme sera plus ou moins rapproché du bord supérieur de la glande, selon que le mouvement de bascule du plan aura été plus ou moins prononcé.

Chacune des deux inversions latérales comprendra deux variétés suivant que la tête de l'epididyme sera en avant ou en arrière.

Pour mieux saisir le mécanisme de ces anomalies, il suffira de regarder la planche ci-jointe.

INVERSIONS

ANTÉRO-POSTÉRIEURES

ET

INVERSIONS LATÉRALES.

—

PLANCHE EXPLICATIVE.

I. *Inversions antéro-postérieures, ou suivant le petit axe du testicule (diamètre transversal).*

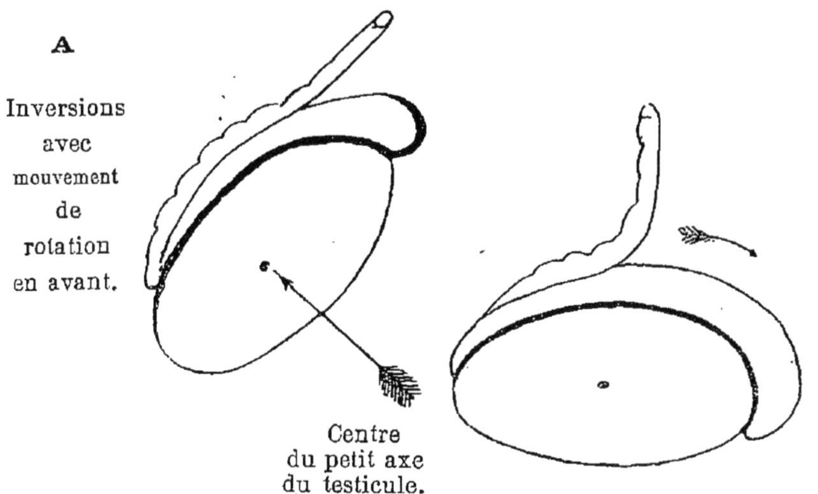

Testicule normal.

Inversion supérieure
ou horizontale.
(Tête de l'épididyme en avant.)

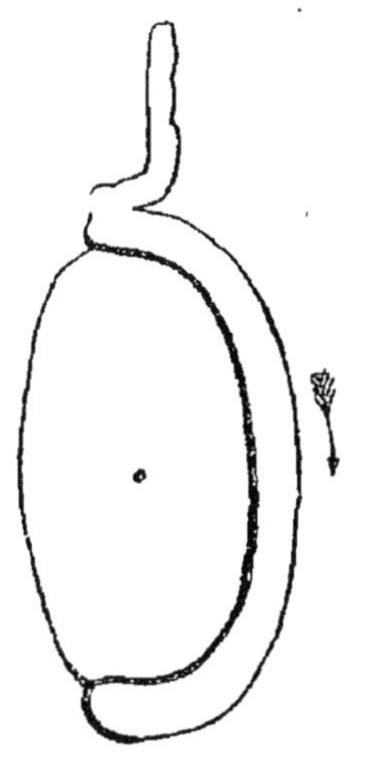

Inversion en demi-anse
ou en demi-fronde.
(Épididyme en avant.)

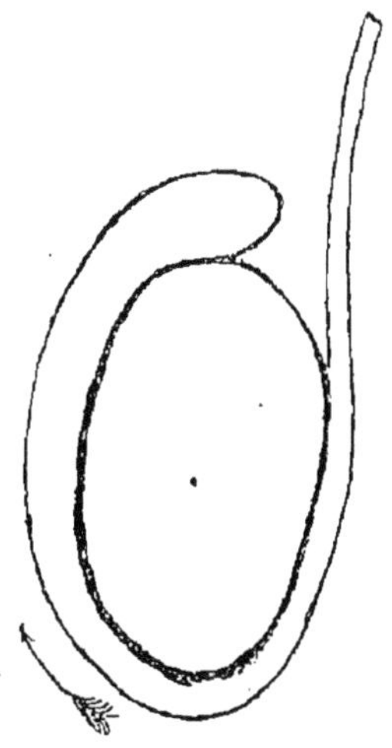

Inversion en anse
ou en fronde.
(Épididyme en arrière.)

Inversions antéro-postérieures (Suite).

B

Inversions avec mouvement de rotation en arrière.

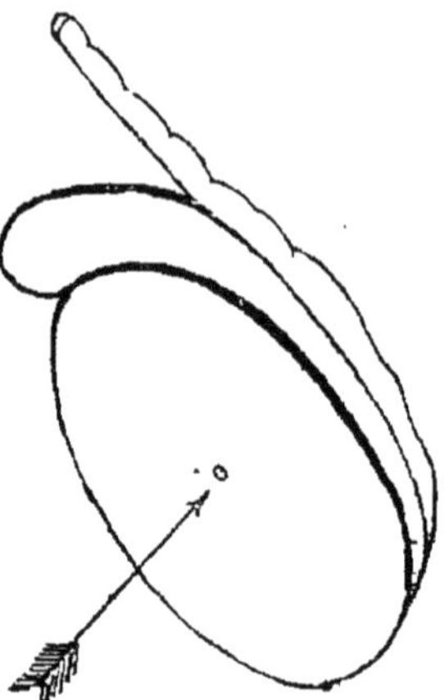

Centre du petit axe du testicule.

Inversion antérieure.

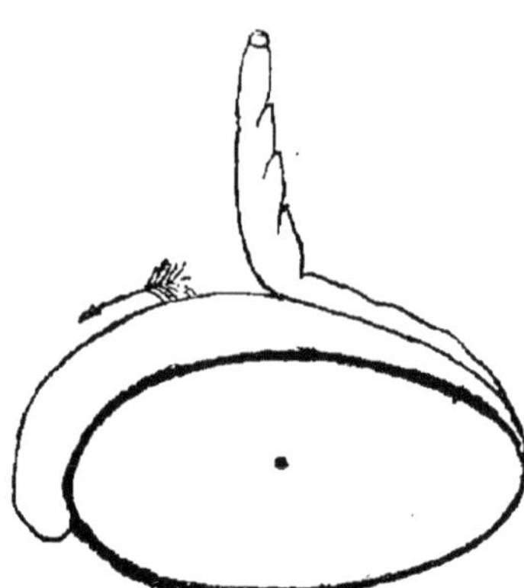

Inversion supérieure ou horizontale. (Tête de l'épididyme en arrière.)

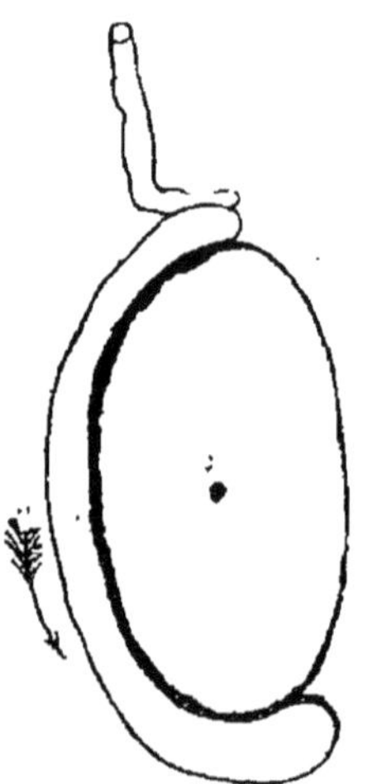

Inversion en demi-anse ou en demi-fronde. (Épididyme en arrière.)

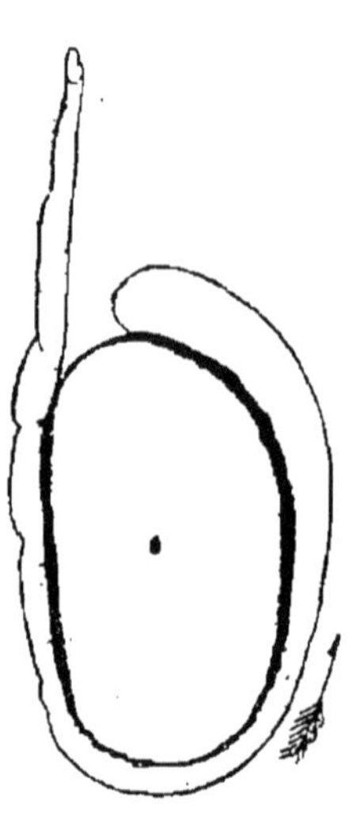

Inversion en anse ou en fronde. (Épididyme en avant.)

II. *Inversions latérales ou suivant le grand axe du testicule (diamètre antéro-postérieur).*

Variétés : *Interne* ou *externe*, suivant que l'épididyme est en dedans ou en dehors du testicule. Dans chaque variété, la tête de l'épididyme peut être en avant ou en arrière.

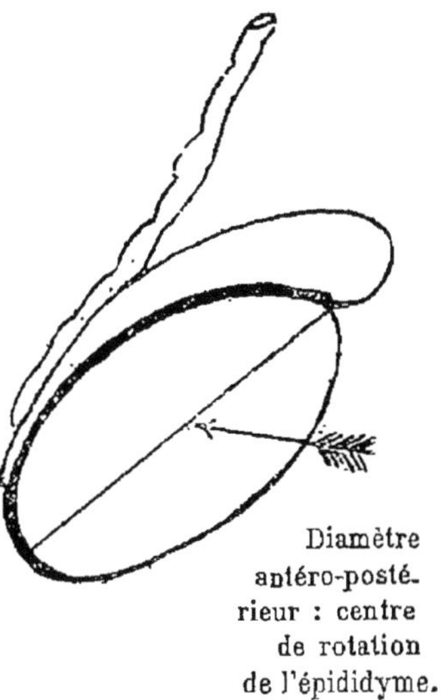

Diamètre antéro-postérieur : centre de rotation de l'épididyme.

Testicule normal.

Inversion latérale. (Tête de l'épididyme en avant.)

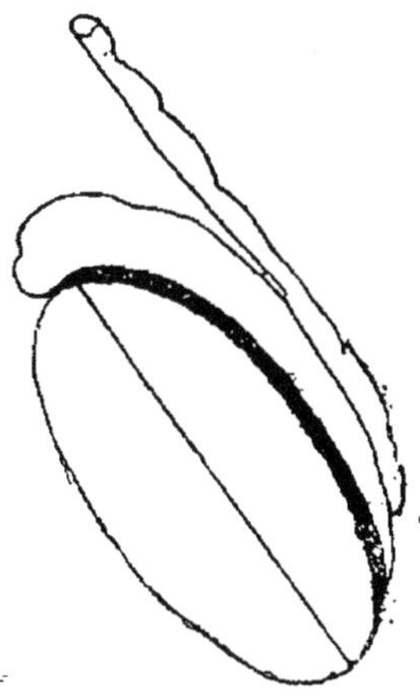

Inversion antérieure.

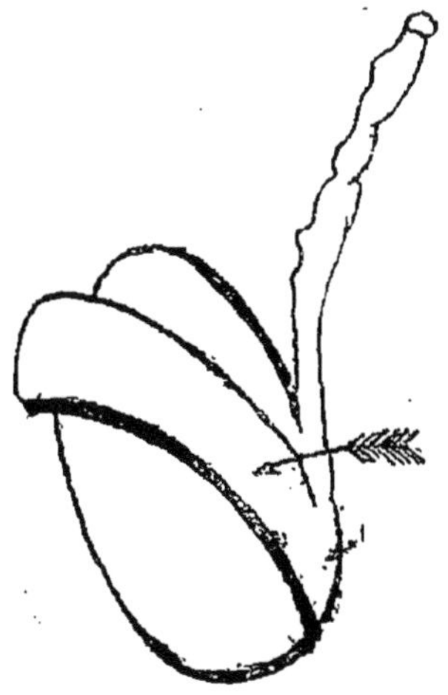

Inversion latérale. (Tête de l'epididyme en arrière)

La cause des inversions n'est guère mieux connue que celle des ectopies. Boyer (1) et A. Cooper (2) attribuent les inversions à des adhérences pathologiques de la glande avec les tissus voisins survenues après une orchite. M. Cullerier croit que l'inversion est due à la paralysie d'un des faisceaux du crémaster déterminée par une inflammation antérieure (3).

Pour M. Ledentu, il faut voir dans cette anomalie, comme dans toutes les anomalies testiculaires, une perturbation dans le développement de la glande.

C'est aussi notre avis. L'opinion de Boyer et A. Cooper n'est applicable qu'exceptionnellement, celle de Cullerier a été à peine défendue par son auteur.

L'infraction à la règle est la conséquence d'un trouble dans le développement de la glande. — Il n'est besoin que de se rapporter encore une fois au mode de formation du testicule, pour se ranger à notre manière de voir.

Au début de la vie intra-utérine, il existe de chaque côté du rachis *deux organes de forme différente*. En *dedans un corps piriforme*, aplati, composé d'abord de granulations, puis d'une grande quantité de cellules; *en dehors, un corps décrit par Wolff*, auquel on reconnaît deux parties constituantes, une masse principale constituée par des tubes transversaux, sinueux, ondulés, terminés en cul-de-sac à leur extrémité interne et s'ouvrant par l'autre perpendiculairement dans un conduit vertical, regardé comme un canal d'excrétion;

(1) Boyer, *Maladies chirurgicales*, t. X, p. 184.

(2) A. Cooper, *Œuvres chirurgicales*, Trad. française, p. 479.

(3) Royet, *loc. cit.*, p. 47.

(4) Ledentu, *th. cit.*, p. 36.

celui-ci s'enfonce inférieurement dans le petit bassin, et gagne le pédicule de la vésicule allantoïde. *Le premier de ces corps représente les rudiments du testicule; celui-ci naît à la face interne du corps de Wolff.*

Quand l'embryon a neuf ou dix semaines, les cellules composant le corps le plus interne sont remplacées par des tubes rectilignes; bientôt, ceux-ci s'enroulent, deviennent flexueux, et ont déjà les caractères qu'on retrouve chez un testicule d'homme fait. D'après Robin, vers le troisième mois, lorsque l'embryon a 0 m. 10 cent. de long, l'organe ainsi formé est à 0 m. 007 millim. ou 0 m. 008 millim. au-dessous du rein correspondant, et en avant du psoas; il est ovoïde, à grand axe vertical; ses bords sont dirigés en arrière et en avant (1).

L'épididyme et le canal déférent se développent en empruntant leurs éléments au corps de Wolff et à son canal excréteur. Ici, il y a deux théories contradictoires que nous allons exposer. Selon Coste (2), le conduit excréteur du corps de Wolff se partage à un certain moment en deux conduits contigus, *dont le plus externe* s'allonge par en haut, s'avance vers l'extrémité supérieure du testicule, s'unit à lui définitivement et formerait par la suite l'épididyme et le canal déférent. — Cette subdivision externe du conduit excréteur du corps de Wolff, s'appelle canal de Muller.

Mais les recherches de Rathke (3), de Meckel (4), de

(1) Robin, *Recherches sur la nature musculaire du gubernaculum testis et sur la situation du testicule dans l'abdomen* (*Comptes-rendus et mémoires de la Société de biologie*, Paris, 1869).

(2) Coste, *Embryologie comparée*, Paris, 1837.

(3) Rathke, *Abandlungen zur Beldungs-und Entwickelungsgeschichte des Menschen*, Leipzig, 1832-1833.

(4) Meckel, *Anatomie comparée.*

Kobelt (1), de Muller (2), de Kolliker qui prévalent aujourd'hui auprès des physiologistes, ont démontré que les canaux de Muller, contrairement à ce qui se passe dans le sexe féminin, où ils forment l'oviducte, s'atrophient chez l'homme, et que c'est aux dépens des corps de Wolff et de leurs conduits excréteurs que naissent les épididymes et les canaux déférents.

Les tubes les plus élevés et les plus inférieurs du corps de Wolff disparaissent, et le groupe intermédiaire se transformant en épididyme, s'applique sur l'extrémité supérieure du testicule; le canal déférent n'est autre que le conduit excréteur du corps de Wolff appelé à d'autres fonctions (3).

Cette théorie rend mieux compte des corps singuliers annexés au testicule et que leur nature et leur siège permettent de considérer comme les débris du corps de Wolff ; tels sont les tubes ramifiés que Giraldès a trouvés entre le bord supérieur du testicule et la partie interne de la tête de l'épididyme (*corps innominé*, corps de Giraldès) (4). Pour Follin (5), les vestiges de cet organe seraient représentés plutôt par ces tubes imperméables aux injections que l'on trouve dans la tête de l'épididyme, et que M. Gosselin considère comme ayant été isolés par une oblitération pathologique (6); *le vas aberrans* de Haller serait l'ancien canal excréteur du corps de Wolff, et l'hydatide de Morgagni son extrémité inférieure renflée (7).

(1) Kobelt, *Neben Eierstock des Weibes,* 1847.

(2) Muller, *Entwickelung der genitalien,* 1830.

(3) Liégeois, *Traité de physiologie*, t. I, p. 166.

(4) Giraldés, *Journal de physiologie de l'homme et des animaux*, t. IV, 1861.

(5) Follin, *Recherches sur les corps de Wolff*, th. Paris, 1850.

(6) Gosselin, *Mémoires sur l'oblitération des voies spermatiques* (*Arch. de médec.,* 1847).

(7) Follin, *loc. cit.*

De tout ceci, il appert que :

1° *L'épididyme et le testicule se développent isolément et ne se soudent que consécutivement;*

2° *Que l'épididyme naît en dehors de la glande aux dépens du corps de Wolff;*

3° *Que le testicule naît en dedans du corps de Wolff, dans un blastème particulier.*

Avec ces études embryologiques, on peut résoudre le problème si complexe de la genèse des inversions:

Si le testicule se developpe au côté externe du corps de Wolff au lieu de se former à son côté interne, et que l'épididyme prenne la place habituelle de la glande, nous aurons l'explication de l'*inversion antérieure*. Cette supposition est très-admissible, car elle repose sur l'exemple des grandes inversions splanchniques.

Possédant nos deux types fondamentaux (testicule normal et testicule en inversion antérieure), s'il est prouvé qu'il est un agent capable de faire basculer l'organe dans les directions que nous avons indiquées, nous aurons la solution de toutes les inversions.

Cet agent, c'est le gubernaculum testis.

Le gubernaculum testis *s'insère*, supérieurement, avons-nous dit, *à la partie inférieure du testicule* et *sur l'épididyme au point de jonction de la queue avec le canal déférent*. L'inversion antéro-postérieure du testicule, quelle qu'en soit la variété, est la conséquence forcée de l'insertion vicieuse du musculus testis. Celui-ci est l'agent de cette bascule dans le sens antéro-postérieur que nous avons exposé plus haut, et celle-ci est d'autant plus prononcée que l'insertion se fait plus loin du point ordinaire.

Les inversions latérales se comprennent de même. Si le faisceau du gubernaculum qui s'attache à l'épididyme est plus fort que le faisceau testiculaire; si l'union de l'épididyme à l'albuginée est faible, on aura une inversion latérale interne ou latérale externe, suivant que le faisceau épididymaire du musculus testis s'insérera sur la queue de l'épididyme en dedans ou en dehors de son point habituel.

Cette théorie de l'inversion latérale que je propose, me paraît d'autant plus certaine que dès la fin du troisième mois, le testicule quitte la région rénale, c'est-à-dire est soumis à l'action du gubernaculum. Or, à cette époque, l'adhérence de l'épididyme à l'albuginée est peu marquée, le développement du testicule et de l'épididyme n'est pas complet. (L'accolement de ces deux parties n'a lieu que dans le courant du troisième mois, et si on peut, dès ce moment, distinguer l'albuginée, cette membrane ne prend que plus tard ses véritables caractères de tissu fibreux). Si donc, le faisceau musculaire du gubernaculum s'attachant à l'épididyme a son insertion en dehors de la ligne médiane, — mais bien à l'union de la queue de cet organe avec le canal déférent, — si l'action de ce faisceau est prédominante, toutes les conditions existeront pour que l'épididyme puisse glisser sur le testicule.

Si la traction devient trop puissante, l'épididyme pourra même se détacher du parenchyme glandulaire et venir quelquefois seul dans les bourses, le testicule restant en état d'ectopie. Tel est le cas de l'individu dont M. Gosselin a donné l'observation dans sa clinique chirurgicale de la Charité et du malade de Godard.

Nous donnons dans le tableau ci-joint, un ensemble général de toutes les anomalies du testicule :

ANOMALIES DU TESTICULE.

- **Envisagées indépendamment des rapports et de la position de l'organe**
  - Anomalies de volume
    - par excès...... macrorchidie (simple / double)
    - par défaut..... microrchidie (simple / double)
  - Anomalies de nombre
    - par excès...... polyorchidie (triorchidie / pentorchidie, etc.)
    - par défaut
      - apparente ou par fusion... synorchidie (abdominale / scrotale)
      - réelle ou par absence... anorchidie
        - simple
          - 1° Le parenchyme glandulaire manque seul.
          - 2° La glande, l'épididyme font défaut.
          - 3° La glande, l'épididyme et la plus grande partie ou la totalité du canal déférent sont absents.
          - 4° Il n'y a pas d'organes génitaux d'un côté.
        - double
          - Mêmes variétés de chaque côté que ci-dessus.
- **Envisagées au point de vue des rapports et de la position de l'organe**
  - non descendu dans le scrotum. ECTOPIES
    - dans un point du parcours normal.
      - A. *Ectopie abdominale.*
        - sous-rénale.
        - iliaque interne.
        - rétro-pariétale.
        - sus-inguinale.
      - B. *Ectopie inguinale.*
        - totale ou du testicule et de l'épididyme.
          - externe.
          - moyenne.
          - interne.
        - partielle ou de l'épididyme ou du testicule isolés.
          - L'épididyme dans le scrotum et le testicule dans le canal.
          - le testicule dans le scrotum et l'épididyme dans le canal.
      - C. *Ectopie cruro-scrotale.*
        - pré-abdominale.
        - cruro-scrotale.
        - proprement dite.
      - D. *Ectopie périnéale.*
        - latérale gauche.
        - moyenne.
        - latérale droite.
    - dans un point en dehors du parcours normal.
      - *Ectopie crurale.*
        - ectopie crurale fausse ou ilio-inguinale.
        - vraies
          - supér. ou pré-abdominale.
          - infér. ou cruro-inguinale.
  - descendu dans le scrotum. INVERSIONS
    - *Antéro-postérieures.* Tête de l'épididyme en avant ou en arrière.
      - horizontales.
      - en demi-frondes.
      - en frondes.
    - *Latérales.* Tête de l'épididyme en avant ou en arrière.
      - externe.
      - interne.

CHAPITRE III

I

De l'orchite blennorrhagique dans les cas de hernie inguinale.

Les hernies inguinales sont congénitales ou accidentelles.

Elles sont inguinales externes, directes, ou inguinales internes. Elles sont complètes ou incomplètes (pointe de hernie, hernies interstitielles).

Les hernies inguinales congénitales sont presque toutes obliques externes : Malgaigne les a désignées sous le nom de hernies vaginales, hernies à canal ouvert; A. Cooper les appelle hernies de la tunique vaginale. Elles ont effectivement un caractère qui n'appartient à aucune autre espèce de hernie : l'intestin se trouve dans la tunique vaginale.

On peut distinguer avec Malgaigne trois espèces de hernies congénitales :

La hernie se forme au-dessous du testicule descendu : hernie vaginale testiculaire.

L'oblitération a commencé dans le canal, et le rétrécissement situé au-dessus du testicule empêche l'intestin de descendre jusqu'au fond de la tunique vaginale : hernie vaginale funiculaire.

La hernie se forme lorsque le testicule est encore retenu dans le canal inguinal ou arrêté à l'anneau, la séreuse se distend peu à peu et forme une poche où se précipite l'intestin : hernie testiculaire.

M. Rizzoli admet plusieurs variétés dans chacune des espèces de hernies congénitales dressées par Malgaigne (1). — Comme il est fort difficile de reconnaître ces variétés sur le vivant, nous renvoyons pour plus ample informé à l'ouvrage de cet auteur.

L'orchite blennorrhagique peut compliquer chacune de ces hernies.

Les observations en font foi.

OBSERVATION I *(personnelle)*.

B. C..., 29 ans, entré le 14 mars 1874 dans le service de M. le docteur Horteloup. — Chaudepisse de durée très-longue. *Hernie inguinale directe à droite*, la hernie s'engage en dedans du cordon. — *Épididymite droite.*

OBSERVATION II *(personnelle)*.

M. A..., âgé de 22 ans, entré le 8 avril 1874 à l'hôpital du Midi (même service). Blennorrhagie datant de 2 mois ; elle a dégénéré en goutte militaire. — *Orchite gauche* depuis 11 jours à la suite d'une marche forcée. *Hernie inguinale oblique interne du même côté.*

OBSERVATION III *(personnelle)*.

G. F..., 27 ans, entré le 14 avril 1874 à l'hôpital du Midi (même service). Blennorrhagie pendant 15 mois, elle a cessé depuis un mois seulement. Actuellement petites érosions chancreuses sur la face interne du prépuce ne présentant pas de caractères saillants, et *épididymite à gauche. Hernie inguinale externe et varicocèle à gauche.*

(1) Rizolli, clinique chirurgicale. Traduction française, par Andreini. Paris, 1872, p. 310.

OBSERVATION IV (*personnelle*).

M. E..., 22 ans, entré le 4 septembre 1874 dans le service de M. le docteur Horteloup. — Blennorrhagie datant de 25 jours. *Induration de la queue de l'épididyme à gauche. Hernie oblique externe du même côté.*

OBSERVATION V (*personnelle*).

L. J..., 54 ans, entré le 11 septembre de la même année dans le service de M. le docteur Horteloup. — *Orchite droite depuis 5 jours. Hernie inguinale du même côté*, blennorrhagie de 5 semaines.

OBSERVATION VI. (*personnelle*).

L. C..., entré le 8 octobre dans le service de M. Mauriac (hôpital du Midi). — Écoulement uréthral depuis 28 jours après un coït suspect. *Orchite gauche, pointe de hernie du même côté.*

OBSERVATION VII.

(*Communiquée par M. Sallinger*).

L. W..., âgé de 50 ans, entré le 15 octobre dans le service de M. Simonet pour se faire traiter d'une *épididymite gauche consécutive à une blennorrhagie. Il a une hernie inguinale du même côté.*

OBSERVATION VIII.

(*Communiquée par mon collègue et ami Garnier*).

G. P..., âgé de 20 ans, est entré le 18 septembre 1875 dans le service de M. le docteur Horteloup. Blennorrhagie il y a trois mois. Pas d'écoulement actuel. — *Orchite à gauche, hernie inguinale à droite.*

OBSERVATION IX.

(Ibidem).

S. L..., entré le 22 décembre 1875 à l'hôpital du Midi (service de M. le docteur Horteloup). — Blennorrhagie depuis un mois. — *Orchite droite* depuis 8 jours. *Pointe de hernie à droite.*

OBSERVATION X.

(Ibid).

M. C..., entré le 28 décembre 1875 dans le service de M. le docteur Horteloup. — Écoulement verdâtre très abondant; *orchite à gauche. Bubonocèle du même côté.*

OBSERVATION XI.

(Ibid.)

S. E..., entré le 26 juillet 1876 dans le service de M. le docteur Horteloup. — Blennorrhagie depuis un mois. *Orchite gauche* depuis 5 jours. *Hernie inguinale directe à droite.*

OBSERVATION XII.

(Communication orale de M. Ménier, ancien interne à l'hôpital de Tours).

M. Ménier a un de ses amis qui a *une hernie inguinale droite* depuis l'âge de cinq ans. Ce jeune homme a eu *deux orchites causées par une gonorrhée. L'inflammation s'est toujours portée sur l'épididyme droit.*

OBSERVATION XIII.

(Due à M. le docteur Richard).

M. F... *avait une hernie congénitale à droite.* Le médecin de la famille avait recommandé l'usage d'un bandage.

L'insouciance des parents leur fit négliger cette prudente recommandation, et lorsque M. F... arriva à l'âge de 20 ans, la hernie était définitive mais très réductible. A 25 ans ce malade *contracta une blennorrhagie et eut une orchite du côté où l'intestin était sorti.* Depuis ce moment la hernie est devenu irréductible.

M. F... avait 30 ans, lorsqu'un jour en voulant soulever un fardeau très lourd, il ressentit une douleur vive au pli de l'aine à droite. Le lendemain des symptômes très accusés d'étranglement herniaire apparaissaient et je conseillai l'opération de la kélotomie qui fut acceptée.

Elle fut pratiquée le 28 mai 1876 avec l'aide de M. le docteur Ledouble, interne à l'Hôtel-Dieu de Paris. L'ouverture du sac montra qu'il s'agissait d'une hernie inguinale vaginale et probablement de la variété décrite par A. Cooper sous le nom de hernie enkystée de la tunique vaginale. L'étranglement avait lieu par les piliers de l'anneau. Un fait très curieux c'est que la queue de l'épididyme, très dure, était recouverte de fausses membranes qui unissaient cet organe à l'intestin ; d'autres parties de l'anse intestinale herniée étaient reliées au feuillet viscéral de la tunique vaginale par des brides celluleuses.

On détacha toutes ces adhérences et on rentra dans l'abdomen la portion du tube digestif qui était serrée. Le malade guérit.

OBSERVATION XIV.

HUNTER (*Amrican Journal of medical sciences*, Février, 1878).

Un étudiant en médecine de 22 ans contracta, il y a six ans à la suite d'un violent effort, une hernie inguinale droite. Impossible d'arriver à contenir cette hernie qui défiait tous les appareils imaginables. Après trois ans d'essais infructueux, M. P... prit inconsciemment l'habitude de contenir sa hernie en appliquant son testicule droit sur l'orifice inguinal avec la main introduite dans la poche du pantalon. Après avoir employé ce singulier traitement pendant un an, M. P... fut surpris de constater qu'il n'avait plus besoin de tenir son testicule, qu'il s'était soudé au canal inguinal et qu'il opposait désormais à la hernie une barrière infranchissable.

Peu après M. P... contracta une chaudepisse qui fut suivie trois semaines après d'une épididymite du testicule rétracté. Il en ressentit une violente douleur qu'on peut apprécier en songeant au peu d'extensibilité du canal inguinal, mais il guérit néanmoins, et M. Hunter constata que la cure de la hernie était complète et que le testicule était bien réellement soudé aux parois du canal inguinal.

Donc sur 14 observations de hernies inguinales variées, 12 fois l'épididymite causée par la blennorrhagie a eu lieu du côté où l'intestin était sorti.

Les symptômes de l'orchite compliquée de hernie ne diffèrent pas de ceux des autres inflammations du testicule.

Les signes locaux physiques ou fonctionnels, les troubles généraux sont identiques, mais le pronostic n'est pas le même.

Lorsqu'il y a hernie, des adhérences peuvent s'établir entre la tunique vaginale et l'intestin, et rendre la hernie irréductible. Sans dire comme Rochoux, que ce qu'on appelle *orchite* est une vaginalite, on peut avancer que, dans presque tous les cas, et surtout chez les rhumatisants, la tunique vaginale est enflammée dans cette affection (1). *L'épithelium de la séreuse testiculaire* tombe, et parfois l'exsudation interstitielle est assez abondante pour que les deux feuillets de cette séreuse

(1) Zapata. — Des épanchements de la tunique vaginale, th. Paris, 1876.

se recouvrent de fausses membranes. Celles-ci d'abord fibrineuses, puis celluleuses et enfin cellulo-fibreuses peuvent fixer, si on n'y prend garde, l'anse intestinale d'une manière définitive dans les bourses. La matière plastique épanchée dans le sac concourt aussi à réunir solidement les parties. Il conviendra donc chez un malade atteint de hernie et qui aura un écoulement uréthral de veiller scrupuleusement à ce que la hernie soit maintenue réduite, si cela est possible.

Une précaution non moins importante est de déterminer la situation exacte de l'intestin par rapport à la glande.

Dans les cas d'orchites très-douloureuses, on a préconisé la ponction de la tunique vaginale et même du testicule (Velpeau, Vidal).

On prévoit à quelle infirmité, à quelles complication on exposerait le malade, si, insuffisamment renseigné, on piquait ou débridait l'intestin au lieu de la séreuse ou de la membrane albuginée. Il faudra, en présence d'une orchite compliquée de hernie, user du bistouri ou de la lancette avec la plus extrême réserve, n'y avoir recours que si la douleur devient intolérable, et n'opérer qu'après s'être bien rendu compte des connexions des organes.

II.

De l'orchite blennorrhagique dans les cas de varicocèle.

Les auteurs ont vu une relation entre l'orchite et le varicocèle.

Les anciens pathologistes signalent l'orchite comme

une des causes du varicocèle. Toutes les congestions dont les organes de la génération sont le siège peuvent, disent-ils, amener la dilatation des veines du cordon ; il doit, *a fortiori*, en être ainsi de l'épididymite qui n'est que le produit d'une congestion exagérée (1). Cette idée nous paraît peu probable.

Une quantité de sang, si grande soit-elle, qui passe dans une veine ne saurait en causer la déformation permanente, s'il n'y a aucun obstacle à la circulation entre les vaisseaux et le cœur. Une hernie, en comprimant les veines du cordon, peut provoquer un varicocèle, de même l'hydrocèle, une tumeur de l'abdomen ; mais pour l'orchite, cela n'est pas possible.

C'est pourquoi les pathologistes modernes, sans rejeter absolument l'opinion de leurs devanciers, ne l'acceptent plus que sous caution.

— M. Trandafiresco écrit : « L'orchite comme cause de varicocèle est plus ou moins douteuse et peu importante. Nous l'avons mentionnée pour rappeler comment elle a pu être exagérée par une disposition d'esprit que produisent en général, les affections vénériennes auxquelles se rattache l'orchite (2). »

— M. Anselme Carré est aussi explicite : « L'orchite a encore été signalée comme une des causes du varicocèle, mais sans doute ce n'était là qu'une coïncidence. *Le varicocèle existait probablement auparavant, mais il n'avait pas été reconnu : il n'a fait qu'appeler l'attention de ce côté. La varice a été constatée et on s'est empressé de la jeter sur le compte de l'orchite* (3). »

(1) Bérard. — Art. varicocèle, dict. en 30 vol.

(2) Trandafiresco. *Le varicocèle et son traitement.* Thèse de Paris, 1868.

(3) Anselme, *Étude critique sur l'étiologie du varicocèle.* Thèse de Paris, 1866.

— Qu'un malade ait une maladie vénérienne, dit « Ricord, tous les accidents qui surviennent ensuite « aux organes génitaux, il les attribue à cette cause. »

C'en est assez pour montrer que l'ancienne doctrine ne rencontre plus guère de défenseurs.

Il y a une relation entre le varicocèle et l'orchite, mais ce n'est pas celle qui a été admise. Ce n'est pas l'orchite qui cause le varicocèle, mais bien le varicocèle qui prédispose à l'orchite. Chez un individu atteint de blennorrhagie, l'inflammation, si elle se produit, se cantonnera de préférence du côté de l'épididyme où les veines sont variqueuses. On a pris l'effet pour la cause. La meilleure démonstration que l'on puisse en donner est l'étude attentive des malades.

OBSERVATION I (*personnelle*).

René M..., âgé de 21 ans, est entré le 20 août 1874 à l'hôpital du Midi (service de M. le docteur Horteloup). — Il a une blennorrhagie depuis 3 mois, et une *épididymite à droite*, depuis trois jours. Le *cordon du même côté est très variqueux.*

Les varices existaient avant l'épididymite, car, la masse vasculaire était si considérable au moment où le malade a passé la révision, il y a un an, qu'il a été réformé pour cette infirmité. Le père de cet individu avait aussi un varicocèle à droite.

OBSERVATION II (*personnelle*).

Léopold N..., âgé de 55 ans, est entré le 17 octobre 1874 dans le service de M. le docteur Horteloup. — Blennorrhagie depuis un mois, *épididymite gauche depuis quatre jours. Le cordon gauche est variqueux.* Depuis l'âge de 17 ans, il porte un suspensoir pour soutenir le paquet des vaisseaux dilatés.

OBSERVATION III (*personnelle*).

M. M... entre dans le service des pensionnaires de l'hôpital du Midi (ch. 6), pour se faire traiter d'une *épididymite gauche.* — Il a la chaudepisse depuis 2 mois. *Du même côté que l'orchite, il y a les varices du cordon.* Ces varices ont précédé de longtemps l'inflammation de l'épididyme. M. M..., qui éprouvait une sensation de pesanteur dans les bourses avec des tiraillements et des douleurs névralgiques, était allé trouver, il y a deux ans, un chirurgien qui avait reconnu les varicosités du cordon.

OBSERVATION IV (*personnelle*).

Louis M.... est entré le 28 août 1874 à l'hôpital du Midi (service de M. le docteur Horteloup). Il a une chaudepisse depuis 8 jours. — *Le cordon à gauche est variqueux.* — Trait. : bicarbonate de soude (4 gr. par litre). — 8 jours après son admission, le malade a une discussion avec un de ses camarades et demande son billet de sortie.

Le 15 septembre, il revenait pour se faire soigner d'une *épididymite gauche.*

OBSERVATION V (*personnelle*).

Hippolyte R... est entré le 15 octobre 1874 à l'hôpital du Midi. Il a une blennorrhagie depuis un mois et demi et *une orchite droite* datant de 6 jours. *Du côté opposé à l'épididymite* il y a un varicocèle ancien.

OBSERVATION VI.

(*Communiquée par mon ami et collègue Garnier*).

Adrien D..., âgé de 27 ans, entre le 18 octobre 1874 à l'hôpital du Midi (service de M. le docteur Horteloup). — Il a une *épididymite gauche* depuis 7 jours et une blennorrhagie peu intense depuis 6 semaines. *Le cordon du côté malade est variqueux*. Ce varicocèle est congénital. Le père de ce jeune homme avait également un varicocèle.

OBSERVATION VII.

(*Ibidem*).

Lucien V..., âgé de 37 ans, est entré le 24 septembre 1876 dans le service de M. le docteur Horteloup. — Il a un *varicocèle à gauche* et une *orchite du même côté*. Le varicocèle est ancien, et l'épididymite est survenue consécutivement à une blennorrhagie.

OBSERVATION VIII.

(Anselme CARRÉ, *th. doct.* Paris, 1866, p. 38.)

M..., 50 ans, peintre en bâtiments, né à Paris, entré à la Charité, dans le service de M. le professeur Guillot, pour une affection saturnine (1864) ; sujet fort, vigoureux, tempérament sanguin.

Porte un varicocèle très développé du côté gauche.

A eu des rapports sexuels dès 15 ans, mais n'en a pas abusé ; ne s'est jamais masturbé.

Pas de marches forcées bien appréciables avant le début.

A porté presque continuellement des pantalons collants depuis 1835.

Hernie du côté gauche apparue en 1829, enterocèle et épiplocèle.

Le varicocèle a été constaté en 1830 ; a eu une orchite à peu près à la même époque.

Porte un bandage herniaire depuis une vingtaine d'années ; ne saurait dire s'il avait le varicocèle avant le bandage.

Le suspensoir n'est pas supportable, lorsqu'il a un bandage de hernie, mais s'il n'y pas de bandage herniaire le suspensoir soulage.

Lorsqu'il porte un bandage, le varicocèle apparaît d'une manière beaucoup plus manifeste.

Marié depuis 24 ans, n'a jamais eu d'enfants, sa femme n'aurait pas fait de fausses couches.

Le testicule gauche descend plus bas que le droit, il est usé, érodé à sa face interne; il donne au toucher la sensation d'une croûte assez mince.

Réflexions. — Bien que le côté où siégeait l'épididymite ne soit pas nettement spécifié, il est certain que c'est à gauche que le testicule s'est enflammé. Dans plusieurs passages de sa thèse, M. Anselme s'exprime catégoriquement à ce sujet.

Aux 8 observations ci-dessus, on peut ajouter l'observation III de la série des épididymites compliquées de hernies. Dans celle-ci, le malade est indiqué comme atteint à la fois de varicocèle et de hernie.

Dans ces neuf cas, les varices du cordon ont toujours précédé l'épididymite; et 8 fois l'épididymite est survenue du côté variqueux.

L'orchite, dans le cours d'une blennorrhagie, chez un individu atteint de varices du cordon, n'a rien de spécial en ce qui concerne la symptomatologie, le diagnostic et le traitement. Le pronostic paraît être plus grave.

L'atrophie du testicule, sans être la conséquence obligée du varicocèle, en est fort souvent le résultat. Celse disait déjà: « Le testicule affecté est à la fois plus bas et moins gros que l'autre, parce qu'il reçoit moins de nourriture. » — Si les varices du cordon peuvent seules, par suite de la gêne qu'elles entraînent dans la circulation de la glande, causer l'atrophie progressive du parenchyme, il est incontestable que l'épididymite, nouvelle cause de congestion, favorisera le développement de cet accident. En outre, l'orchite aggrave le varicocèle. Vidal appuie vivement sur ce fait dans son mémoire sur la cure radicale du varicocèle (1).

Niemeyer a signalé également une particularité de cette maladie. Voici ce que je lis dans son traité de pathologie interne: « *quelquefois, surtout chez les individus atteints de varicocèle, l'orchite gonorrhéique récidive plusieurs fois* (2). » Cette fréquence de l'épididymite à répétition dans le cas de varicosités de la tige spermatique, doit engager les médecins à être plus réservés sur la durée de la maladie, si on les interroge.

L'explication du siège de prédilection de l'épididymite blennorrhagique du côté d'une hernie ou d'un varicoèle est possible.

Le testicule dont le cordon est comprimé par une hernie n'est plus dans les mêmes conditions de circulation; le torrent circulatoire n'est plus aussi exactement régularisé par le système nerveux.

La hernie, en comprimant les veines funiculaires, est une cause permanente de congestion de la glande et du canal déférent. A la longue, cette compression engendre le varicocèle. Ce n'est pas tout, la hernie change la disposition des filets nerveux de la tige spermatique, elle les dissocie et les serre plus ou moins fortement. M. Gosselin, *dans son traité des hernies*, a appelé l'attention sur les douleurs névralgiques dues au dérangement et

(1) Vidal : *De la cure radicale du varicocèle par l'enroulement des veines du cordon spermatique.* 1re édition, Paris, 1850. — Vidal : *Traité de pathologie ext.*, 5e édition. Paris, 1861, t. V, p. 194.

(2) Niemeyer : *Traité de pathologie interne*, trad. de MM. Culmann et Ch. Sengel, 2e édit. franç., t. II, p. 76.

à la compression des nerfs qui parcourent le trajet inguinal.

Il ne faudrait pas négliger l'action du système nerveux aux dépens de l'action des veines. La compression des vaisseaux à sang noir a son importance, mais le système nerveux en a une non moins grande. Est-il besoin de rappeler encore l'expérience de M. Ranvier, qui a prouvé que, pour obtenir de l'œdème dans le membre inférieur du chien, il ne suffit pas de lier la veine crurale et la veine cave inférieure, mais qu'il faut en outre sectionner le nerf sciatique ? Alors l'œdème se produit et devient considérable. Plus la physiologie apporte de lumière dans l'interprétation des phénomènes morbides, plus elle nous montre l'organisme régi par es nerfs, même là où, à première vue, la connexité semble très-éloignée. Obolansky ayant sectionné les nerfs spermatiques a vu des accidents identiques à ceux que M. Ranvier avait notés sur la cuisse, se manifester dans l'organe de la génération.

La section des nerfs n'est même pas nécessaire pour modifier la circulation. Weir Mitchel insiste sur ce fait que les altérations se produisent beaucoup mieux et beaucoup plus souvent lorsque le nerf est seulement piqué, blessé ou meurtri que lorsque la section est complète (1). Si le nerf est seulement entamé, on constate souvent l'existence d'une névrite qui, sans être indispensable, hâte le développement des phénomènes trophiques. Or, MM. Charcot, Wagner, Cottard ont démontré que, dans les cas de tumeur comprimant les nerfs, ce sont les altérations de névrite que l'on rencontre le plus fréquemment.

La névrite se traduit par les accidents d'hypéresthé-

(1) Weir Micthell. *Injuries of nerves and their conséquences* (Philadelphia, 1872, et traduction française par Dastre, Paris, 1874).

sie nerveuse que l'on a observée dans les hernies (Gosselin), et ces accidents névralgiques suffisent pour déterminer la congestion d'un organe (Paget) (1).

La physiologie expérimentale confirme donc entièrement ce que l'observation, mise seule en jeu, nous a fait découvrir.

Ce que nous venons d'exposer peut s'appliquer également à l'épididymite blennorrhagique siégeant du côté d'un varicocèle. Là encore, la circulation de la glande est troublée par suite de la lenteur avec laquelle les varices du cordon se débarrassent de leur contenu, et aussi par la compression exercée sur l'organe par le paquet variqueux. Landouzy regardait l'atrophie du testicule comme une conséquence presque nécessaire de la constriction exercée sur la glande par le lacis veineux qui l'entoure (2).

On a voulu contester les phénomènes de compression des nerfs par le varicocèle. Ils sont non moins réels que ceux de la hernie. Sans doute, au début, le varicocèle ne cause aucune douleur, mais plus tard, il y a un sentiment de pesanteur, de la gêne, des tiraillements dans le cordon, des crises névralgiques.

Les conditions étant semblables, le varicocèle doit,

(1) Waller, *Nouv. méth. anat. pour l'investigation du système nerveux*, Bonn, 1852.

Bastien et Philippeaux, *mémoire sur les effets de la compression des nerfs, in Gaz. méd.*, 1855, p. 794.

Paget, Clin. lect. *On somes cases of local paralysie, in médic. Times*, vol. I, p. 331; 1864, *et Lectures on Surg. path., London*, 1863.

(2) Landouzy. *Du varicocèle et en particulier de la cure radicale de cette affection*. Paris, 1858.

comme la hernie, prédisposer le testicule du même côté à devenir malade.

Par induction, on peut avancer qu'il doit en être encore ainsi, dans les cas d'hydrocèle ou d'hématocèle de la tunique vaginale, de tumeurs du cordon, quelle qu'en soit la nature. Nous n'avons pas encore recueilli d'observations de ce genre; nous nous réservons de poursuivre ultérieurement nos recherches sur ce point.

Une formule générale peut résumer ce qui précède :

L'épididymite a lieu plutôt du côté de la hernie et du varicocèle, parce que de ce côté le testicule a perdu sa plus grande somme de résistance et fait partie de ce qu'on a appelé autrefois « loci minoris resistentiæ. »

L'exactitude de la doctrine ancienne des « *loci minoris resistentiæ* » a été soutenue dans ces dernières années par M. le professeur Verneuil. C'est dans un lieu déjà rendu faible par une lésion organique antérieure que se produisent de préférence les nouvelles manifestations pathologiques. Le testicule dont la tige est comprimée par un varicocèle ou une hernie est un « *locus minoris resistentiæ accidentalis* (1). »

Cette pathogénie de l'orchite avec localisation préférée sur la glande malade est aussi bien explicable avec la théorie de l'action réflexe qu'avec celle de l'extension de l'inflammation blennorrhagique. Ce sont, on le sait, les deux seules que nous acceptons.

La genèse de l'épididymite blennorrhagique par action réflexe est, dans ce cas, la suivante :

L'incitation partie du canal de l'urèthre phlogosé,

(1) *De locis minoris resistentiæ. Gaz. hebdom.*, 1875, n° 766.

après avoir excité les centres vaso-moteurs médullaires, se réfléchit également sur les deux testicules. Elle ne produit pas les mêmes effets dans les parties symétriques. L'épididyme et le canal déférent du côté de la hernie ou du varicocèle est déjà congestionné, et le mouvement fluxionnaire surajouté à celui qui existe aboutit immédiatement à des phénomènes inflammatoires aigus.

La genèse par extension de l'inflammation est aussi compréhensible :

La phlegmasie propagée lentement, de distance en distance, aux canaux déférents, marchera plus vite lorsqu'elle rencontrera un terrain approprié, c'est-à-dire des vaisseaux dilatés, inertes, bourrés de globules sanguins immobiles. C'est ce qui aura lieu lorsqu'elle atteindra le canal déférent comprimé par une hernie, un varicocèle, ou une autre tumeur.

III

De l'orchite blennorrhagique dans les cas d'anomalies du testicule.

Les inflammations de l'épididyme dans les cas d'anomalies du testicule sont fréquentes. On en trouve de nombreux exemples dans les auteurs. Nous allons les exposer en suivant le plan que nous avons adopté pour l'étude des anomalies de la glande. Nos observations, jointes à celles de nos devanciers, formeront un total suffisant pour juger si la doctrine que nous proposons est exacte.

Macrorchidie.

OBSERVATION I (*personnelle*).

Louis M...., est entré le 20 mai 1876 dans le service de M. Cusco, à l'Hôtel-Dieu (salle sainte Marthe, lit numéro 8). — Il est atteint d'une conjonctivite purulente. Le malade avoue qu'il a la chaudepisse depuis 2 mois. Il souffre du testicule depuis trois jours. Nous procédons à l'examen du scrotum. L'épididyme, *du côté gauche, présente vers la queue un noyau d'induration; il est très sensible à la pression.* Ce qu'il y a de très remarquable, c'est que le *testicule de ce côté, bien qu'il n'ait jamais été malade*, au dire de l'individu, *a un volume triple du testicule droit.* Il a la grosseur d'un petit œuf de poule. Tout en tenant compte de la différence qui existe normalement entre les diamètres du testicule droit et du testicule gauche, la disproportion est telle qu'ici personne n'hésite à croire à un cas de *macrorchidie.* Les fonctions génitales se sont toujours bien accomplies. Le malade n'est pas marié et n'a pas d'enfants. Le sperme, examiné après la résolution de l'orchite, contenait des spermatozoïdes.

Microrchidie.

La microrchidie est commune chez les Scythes et chez eux l'orchite est fréquente. On a attribué cette inflammation à l'équitation. Les peuplades du Caucase passent la majeure partie de leur existence à cheval. Cette raison est valable jusqu'à un certain point. Il n'est pas rare que, dans un mouvement brusque du corps en avant, les testicules ne soient comprimés sur le pommeau de la selle. Dans les hôpitaux militaires, la plupart des malades atteints d'orchites appartiennent à la cavalerie. C'est ce que j'ai vérifié maintes et maintes fois pendant la guerre de 1870-1871 et à l'hôpital militaire de Tours. Cependant la fréquence de l'orchite chez les races où la microrchidie est, pour ainsi dire, endémique, doit faire admettre une autre explication. Nous l'exposerons bientôt.

Anorchidie (1).

OBSERVATION II (*personnelle*).

Le 16 octobre 1874 se présentait à la consultation de l'hôpital du Midi le nommé Léopold R..., âgé de 22 ans. — *Il était atteint d'une blennorrhagie depuis trois semaines environ.* Il accusait, en outre, d'assez vives douleurs dans le pli de l'aine, et dans la région des bourses, à gauche. Je proposai au malade de l'examiner, mais celui-ci s'y refusa avec une insistance singulière. Il demandait simplement une ordonnance pour se soigner chez lui. Sur mes conseils il se décida cependant à accepter un billet d'hôpital. Le lendemain, à la visite du matin, M. le docteur Horteloup constatait que le *testicule et l'épididyme gauche faisaient défaut.* Le cordon avait le volume du doigt indicateur et se terminait par une extrémité renflée de la grosseur d'une noisette. Cette tumeur était sensible à la pression, et elle était le point de départ de douleurs qui s'irradiaient au périnée et dans la région des lombes. Elle était résistante, très-mobile sous la peau. *Elle était la conséquence d'une inflammation blennorrhagique transmise au cordon, incomplétement développé.*

(1) Nous n'avons pas trouvé d'exemples d'épididymites blennorrhagiques dans les cas de polyorchidie ou de synorchidie.

Ectopies. — Ectopie abdominale. — Épididymite iliaque.

OBSERVATION III.

DOLBEAU, *in mémoire de Godard sur la monorchidie et la cryptorchidie*, Paris, 1857, p. 89.

En 1851, hôpital du Midi, salle 6, est entré le nommé X...., âgé de 25 ans, ayant, *en même temps qu'un écoulement, des douleurs vives dans la fosse iliaque droite*, avec fièvre et vomissements. M. Dolbeau diagnostiqua d'abord une péritonite ; mais un examen plus attentif lui fit voir qu'il s'agissait simplement *d'une inflammation du testicule arrêté dans la fosse iliaque droite.*

Comme on le voit, cette épididymite, si elle survient sans qu'on soit prévenu de l'ectopie, peut donner lieu à une erreur de diagnostic, car elle s'accuse par tous les signes d'une péritonite généralisée (fièvre, vomissements, pouls petit, fréquent, douleurs abdominales intenses). — Elle a pu simuler encore un volvulus, un iléus, une entéralgie, un accès de colique hépatique ou néphrétique, un abcès de la fosse iliaque ou encore une typhlite ou une pérityphlite.

Cette péritonite simulée peut devenir réelle plus tard. L'inflammation du péritoine peut survenir après l'épididymite iliaque ; de même que la vaginalite complique l'épididymite scrotale.

La terminaison peut être fatale si toute la séreuse se prend ; le plus souvent elle a lieu par résolution. Dans une autopsie d'épididymite iliaque traumatique, Curling a trouvé un abcès autour du testicule enflammé (1). Le traitement consiste en une ou deux émissions sanguines locales ou générales, des purgatifs, des cataplasmes sur la région malade.

OBSERVATION IV (*personnelle.*)

J'ai vu un malade, ayant un écoulement, être opéré pour une hernie étranglée, alors que le *testicule droit n'était pas dans le scrotum.* Le chirurgien n'ayant pas examiné les parties génitales, fut très étonné, après avoir débridé couches par couches, d'arriver sur le testicule enflammé et retenu dans le canal inguinal.

OBSERVATION V.

Godard (*Études sur la monorchidie et la cryptorchidie chez l'homme*, p. 92).

Il y a quelques années M. le docteur Puche a donné des soins à un malade qui avait *une uréthrite* et un *testicule enflammé dans le canal inguinal droit.* La tumeur simulait une adénite.

OBSERVATION VI.

Godard (*eodem loco*).

Tarbeaux (Jean), 24 ans, entré le 28 décembre 1855, salle 4, lit 13 (hôpital du Midi). — *Testicule gauche arrêté dans le canal inguinal.* Le 22 décembre *pendant le cours d'une blennorrhagie le testicule gauche s'enflamme.* — Phénomènes de péritonite. Résolution.

(1) Curling, *loc. cit.*, p. 38.

OBSERVATION VII.

GODARD *(eodem loco)*.

En 1856, le nommé X..., âgé de 22 ans, est entré dans le service de M. Ricord. *Ce jeune homme est atteint d'une orchite blennorrhagique du testicule droit, qui est retenue dans le canal inguinal.* Phénomènes de péritonite. — Douleurs névralgiques atroces. Résolution.

OBSERVATION VIII.

GODARD *(eodem loco*, p. 93).

Millet (Charles), 21 ans, entré le 1er mai 1854, salle 9, lit 2 (hôpital du Midi), *est atteint d'une uréthrite.* Le testicule droit est descendu à l'âge de 13 ans. Cette glande a un tiers du volume normal : elle est suspendue et adhérente à l'anneau cutané du canal inguinal par *l'épididyme dont la tête fortement tuméfiée et contenue dans le canal forme une tumeur apparente au niveau du pli de l'aine.* — Accidents de hernie étranglée. — Traitement antiphlogistique. — Résolution. — Soudure définitive de la tête de l'épididyme aux parois du canal inguinal.

OBSERVATION IX.

ROLLET. *Observations d'épididymites simulant le bubon sur deux malades dont le testicule était retenu à l'anneau.* — *Gaz. des hôpitaux*, numéro du 3 décembre 1861, p. 561.

S..., Jean, âgé de 30 ans, n'a que le testicule droit dans le scrotum, le gauche a toujours été dans le canal inguinal où il glisse facilement. Le 1er avril 1861, *cet homme vit survenir un écoulement uréthral.* A partir du 8 avril, malgré l'acuité des symptômes, le malade a trois jours de suite des rapports avec une femme. Le 12 *avril, douleur dans le pli de l'aine gauche. La douleur était limitée au testicule gauche qui s'était enflammé.*

OBSERVATION X.

ROLLET (*eodem loco*).

G..., Pierre, âgé de 20 ans, a eu, il y a dix mois, une blennorrhagie sans complication. Admis à l'Antiquaille le 28 octobre 1861, *il raconte qu'il a contracté un second écou lement il y a un mois. Il y a 7 jours, douleur au pli de l'aine droite avec tuméfaction.* Au palper, on trouve une tumeur arrondie, un peu inégale, du volume d'une petite noix. *On ne trouve dans le scrotum que le testicule gauche.* Le 30, l'engorgement a disparu presque en totalité. La tumeur est très petite, à peine comme une noisette : elle semble être un renflement du cordon qu'on peut suivre dans le canal inguinal. Il est impossible de la décomposer par le toucher en épididyme et en testicule, il semble même que le testicule est complétement atrophié, et ce qui reste est constitué uniquement par l'épididyme et le canal.

OBSERVATION XI.

Melchior ROBERT (*Traité des maladies vénériennes*, 1853, p. 119).

Salle 1, n° 11, le 13 juillet 1845, est entré un jeune homme de 22 ans, *affecté depuis 5 semaines d'une blennorrhagie uréthrale.* Tumeur à l'aine droite avec accidents inflammatoires, aigus. Au-dessous d'elle on ne sent aucun des éléments du cordon; la bourse correspondante est atrophiée et complétement vide. Évidemment « *nous avions affaire à* « *une inflammation de l'épididyme droit arrêté dans* « *le canal inguinal.* » La médication fit disparaître l'inflammation, mais la tumeur molle n'en persista pas moins.

OBSERVATION XII.

Hippolyte Isnard (*De l'orchite inguinale.* Thèse, Montpellier, août, 1871, p. 21).

Pierre B..., 19 ans, entre à la salle Saint-Victor, le 3 avril 1871, dans le service de M. le professeur Bouisson. *Ce malade n'a jamais eu que le testicule gauche dans le scrotum; le droit est situé dans le canal inguinal*, où il formait une petite tumeur située au-dessus de l'arcade crurale, jouissant d'une certaine mobilité et qui était le siège de quelques douleurs après le travail de la journée. *Il contracta une blennorrhagie*, il y a 15 jours; l'écoulement est encore abondant aujourd'hui. Avant-hier, il éprouva de la douleur dans le pli de l'aine; la souffrance et le gonflement l'empêchent de marcher. — *Tumeur dans l'aine droite formée par le testicule.* Terminaison par résolution après purgatifs et applications de vésicatoires.

OBSERVATION XIII.

Gosselin. (*Clin. chirurg.*, t. II, 1873, p. 384). — *Épididymite scrotale avec inclusion inguinale du testicule.*

Au n° 19 de la salle des hommes est couché un jeune homme de 25 ans, qui a senti, depuis quelques jours un *gonflement du scrotum à gauche.* Le testicule correspondant n'est pas dans la bourse. J'ordonnai le repos et l'emploi des émollients. Au bout de 15 jours, il ne restait plus qu'un cordon étroit, allongé, dont la forme et la consistance rappelaient celles de l'épididyme. Ce cordon par sa partie supérieure adhérait évidemment au testicule inguinal. *D'autre part, je trouvai un écoulement uréthral assez abondant*, dont le malade faisait remonter l'origine à trois années, mais qui, depuis trois semaines, avait repris de l'acuité. En réunissant toutes ces circonstances, je pensai que nous avions affaire, non pas à un épiplocèle enflammé, mais à une épididymite blennorrhagique

OBSERVATION XIV (*Personnelle.*)

Le 4 juillet 1874, le nommé Brunel, Louis, âgé de 22 ans, entre dans le service de M. le docteur Horteloup, à l'hôpital du Midi. — Chancre à base légèrement indurée du sillon balano-préputial (partie latérale droite). Impossible de préciser la période d'incubation. *Chaudepisse depuis un mois.* Quelques grains papulo-vésiculeux sur la face dorsale des avant-bras et des mains. — *Monorchidie. Absence du testicule droit dans le scrotum. Tumeur excessivement douloureuse spontanément et à la pression, dans le canal inguinal droit.* — Phénomènes généraux graves. — Guérison. — La syphilis a continué à évoluer.

OBSERVATION XV.

ALLIEZ, Firmin (*De l'orchite inguinale*, thèse, Paris, 1876, p. 22).

M. B..., négociant, âgé de 31 ans, marié et père de deux enfants, fit appeler le docteur Villaret le 23 avril 1872, à deux heures du matin ; depuis la veille il avait été pris de douleurs très vives dans le bas-ventre. Voici les symptômes observés : Au niveau de la *fosse iliaque gauche*, sur une étendue de 10 centimètres environ de carré, douleur extrêmement violente; cet espace est un peu tuméfié, et le malade ne peut supporter même la pression du drap de lit. — Coloration normale de la peau. Le malade va tous les jours à la selle, il ne peut donc être question d'une obstruction stercorale. Il n'y a pas de nausées, peu de fièvre (80 puls.) ; l'exploration du pli de l'aine montre qu'il n'y a pas de hernie. M. le docteur Villaret explore alors les organes génitaux et *constate l'existence d'une blennorrhagie* que le porteur dit posséder depuis deux ans ; mais à la suite d'un festin, depuis deux jours, l'écoulement avait un peu augmenté, et enfin *il note l'absence dans les bourses du testicule gauche*. Dès lors le diagnostic était fait : *orchite blennorrhagique du testicule gauche, situé au niveau de l'orifice interne du canal inguinal*. Les phénomènes inflammatoires dissipés sous l'influence d'un traitement antiphlogistique, on put, grâce à la cavité de la paroi abdominale, vérifier la justesse de ce diagnostic.

OBSERVATION XVI.

(ALLIEZ. Même thèse, p. 23).

Le 20 mai 1874, M. le docteur Veyssière fut appelé pour donner des soins à un jeune homme de 24 ans, employé du ministère. — Douleurs vives de l'aine gauche, fièvre intense, vomissements bilieux. Ces symptômes avaient fait croire à une péritonite, et le malade avait été soigné pour cette affection par un de ses amis étudiant en médecine. En examinant attentivement, le docteur Veyssière constata que *M. X... était cryptorchide*, mais que ce *vice de conformation ne l'avait pas préservé de contracter la chaudepisse*. Le scrotum, absolument vide, était peu développé. La verge avait son volume normal. Le testicule droit, retenu dans l'anneau, n'était pas douloureux. La douleur, si vive, du testicule gauche, ne permit pas de l'examiner. Le diagnostic était facile à poser, *il était question d'une orchite inguinale*. L'étranglement du testicule enflammé par l'anneau, suffisait à expliquer l'intensité vraiment exceptionnelle de la douleur. — Guérison rapide après application de 15 sangsues, bains, cataplasmes, etc.

OBSERVATION XVII.

(ALLIEZ. Même thèse, p. 25).

Le nommé M. B..., âgé de 21 ans, bourrelier, entre à l'Hôtel-Dieu de Marseille, le 25 juillet 1869, salle Saint-Louis, n° 6, service de M. Chapplain. — Le 14 juillet, *blennorrhagie*. Le 21, douleur au niveau du canal inguinal gauche. En palpant, M... B..., reconnut en ce point une petite tumeur de la grosseur d'une aveline, roulant sous le doigt. A l'entrée du malade, *on ne trouve dans les bourses que le testicule droit. Au niveau du canal inguinal gauche on constate la présence d'une tumeur de la grosseur d'une noix.* Cet homme raconte que jusqu'au 21, le testicule gauche entrait et sortait, mais que depuis il n'avait pas reparu. Nausées, vomissements, les selles persistent. Traitement : cataplasmes, frictions légères avec l'onguent mercuriel belladonné, repos au lit. Le 2 août, exeat.

OBSERVATION XVIII.

(ALLIEZ. Même thèse, p. 29).

M. B..., étudiant en droit, âgé de 25 ans, rue des Écoles, est monorchide du côté gauche. *Il a eu quatre ou cinq chaudepisses. Les deux dernières ont été suivies d'orchite du côté où le testicule était descendu dans les bourses.*

En 1873, au mois d'avril, nouvelle blennorrhagie. Elle est suivie d'une arthrite localisée à l'articulation tibio-tarsienne du pied gauche. Au bout de 8 jours, le gonflement articulaire diminue. En même temps que l'arthrite disparaissait, M. G... se plaignait de *douleurs vives au niveau du pli de l'aine gauche. — Orchite inguinale.* Après quelques jours d'un traitement antiphlogistique, guérison.

OBSERVATION XIX.

ARNAUD (*Godard, loc. cit. p.* 87).

Ce médecin a donné des soins à un homme de qualité qui, huit jours après la cessation d'un écoulement blennorrhagique, fut pris d'une orchite inguinale gauche.

L'affection donna lieu à tous les phénomènes de la péritonite (douleurs à la pression, tension du ventre, fièvre violente, chaleur de la peau, constipation opiniâtre et nausées). La maladie fut traitée vigoureusement, des émissions sanguines furent pratiquées, et la guérison eut lieu.

Très certainement, dans ce cas, l'inflammation de la tunique vaginale s'était communiquée à la séreuse abdominale ; il y eut une vraie péritonite.

OBSERVATION XX.

LECONTE (Thèse citée p. 42 et 43).

T..., commis, bien constitué, et ayant d'ailleurs toutes les apparences de la virilité, *n'a jamais eu qu'un seul testicule dans les bourses, le gauche*, le droit a toujours été dans le canal, fixe dans sa position, non susceptible de se déplacer, soit en haut, soit en bas ; il n'a jamais occasionné de gêne.

T... avait, dix jours avant son entrée à l'hôpital, contracté une blennorrhagie, à laquelle il n'opposa que quelques moyens adoucissants, tout en continuant son travail de chaque jour. Ayant cherché à franchir un fossé, il ressentit tout à coup une douleur assez vive suivie bientôt après d'une tuméfaction assez considérable. *Il entra dans le service de M. Velpeau, où on constata une tumeur inguinale,* avec chaleur, rougeur des ligaments, douleur vive à la pression, mais sans fièvre. Le repos et les fomentations d'eau blanche amenèrent bientôt la résolution de l'engorgement, et on distingua en dehors une partie indurée fermée par la queue de l'épididyme situé en dehors.

OBSERVATION XXI.

BOUTIRON (*Considérations sur l'orchite blennorrhagique aiguë et sur son* traitement par l'extrait de belladone, th. Montpellier, 1871, p. 28).

J'ai observé un cas d'épididymite inguinale aiguë en

1865, à l'hôpital de Rochefort. Le malade se présentait avec les symptômes suivants : fièvre, vomissements, douleurs considérables ayant la plus grande analogie avec celles de l'étranglement. On pensa d'abord que l'on avait affaire à une hernie étranglée, *mais la préexistence d'un écoulement blennorrhagique et l'absence du testicule dans les bourses suffirent pour lever tous les doutes.* Bientôt tous les symptômes s'amendèrent à la suite d'un traitement approprié.

Les symptômes de l'orchite inguinale, comme en témoignent toutes ces observations, se distinguent par un caractère de gravité et d'intensité qu'on rencontre très-rarement dans l'orchite scrotale. Nous n'avons pas à décrire ici les caractères de l'orchite, il est certain qu'on les retrouve dans l'orchite inguinale, comme dans l'épididymite scrotale, mais de la variété de siège dépend en grande partie la variété de physionomie de la maladie, et c'est le plus important pour ce qui regarde le diagnostic, le pronostic et le traitement.

L'orchite inguinale se déclare dans les mêmes conditions que l'orchite scrotale, à la fin de la blennorrhagie. On ignore encore si elle est plus fréquente à droite ou à gauche.

Elle peut être précédée ou non de prodromes généraux comme malaise, fièvre, céphalalgie, inappétence et de prodromes locaux : pesanteur profonde au périnée, tenesme vésical, éréthisme nerveux envies fréquentes d'uriner, pollutions nocturnes.

Parmi les signes locaux de la maladie confirmée, deux

surtout, la *douleur* et la *tuméfaction* doivent arrêter l'attention.

La douleur de l'orchite inguinale a une violence tout à fait remarquable. Elle n'est pas calmée par le repos et la position horizontale, comme cela se voit dans l'orchite scrotale. Malgré l'immobilité absolue et une situation convenable, la souffrance devient plus aiguë d'heure en d'heure, elle s'irradie profondément en haut et en arrière, simulant ainsi une lésion des plus graves (volvolus, iléus, pelvi-péritonite, hernie étranglée, coliques hépatiques, néphrétiques, etc., etc). Elle acquiert son maximum d'intensité dans les cas d'inclusion inguinale externe, et d'inclusion interstitielle. En effet, dans l'inclusion interne, l'expansion de l'organe tuméfié est possible dans une certaine limite et la compression moindre au début. Dans les anneaux et dans le canal, le testicule retenu par des parois rigides et inextensibles, dès qu'il vient à s'enflammer ne peut se développer. Il n'est pas rare de voir les malades accuser cette espèce de sentiment indéfinissable de défaillance qui accompagne toujours les froissements de la glande séminale. La continuité de la douleur qui va en augmentant à tel point que tous les auteurs la déclarent *atroce* est un signe constant.

Cette douleur s'accroît dans les efforts de toux, de vomissements, dans les fortes inspirations, dans l'extension de la cuisse, au moment de la miction et de la défécation, et en général dans tous les mouvements qui entraînent la mise en activité des muscles des parois abdominales.

La tuméfaction n'est appréciable qu'après l'explosion de la douleur. C'est là aussi un signe qui ne manque jamais dans l'épididyme inguinale externe ou moyenne. Elle se manifeste vers le deuxième jour, alors que les parties voisines commencent à participer à l'inflammation. Avant, la résistance des aponévroses du trajet inguinal ne permet pas de déformation bien sensible de la région. Le plus souvent, à cause de la situation profonde de la glande et de l'empâtement périphérique, il n'est pas possible de différencier l'orchite proprement dite de l'épididymite. Cette tumeur devient assez rapidement volumineuse. D'abord circulaire et proéminente, elle devient peu à peu oblongue, à grand diamètre dirigé transversalement, et suivant l'arcade crurale. L'exploration en est presque impossible dans la période d'état, c'est-à-dire dans la moitié de la première semaine, à cause des douleurs violentes qu'elle porte au paroxysme. Quelques malades ne supportent même pas la pression des draps du lit (1).

Peu à peu la peau rougit et s'échauffe au niveau de la tuméfaction. La séreuse vaginale participant toujours à la phlegmasie de l'organe, il se fait, comme dans les orchites ordinaires, un épanchement intra-vaginal plus ou moins considérable de sérosité. C'est à ce moment que les tissus composant les parois du canal commencent à se phlogoser, et que les téguments prennent une couleur érysipélateuse.

Lorsque le testicule est à l'anneau interne, il n'y a pas de tuméfaction ni de rougeur de la peau. La glande n'est appréciable qu'au palper, et après la disparition des accidents aigus. Elle donne la sensation d'un corps rond de la grosseur d'une petite pomme située profondément. Elle est plus mobile que dans les cas d'orchites inguinales interstitielle ou externe.

(1) Blandin a proposé la ténotomie sous-cutanée d'un des pilliers, si l'étranglement testiculaire donne lieu à des accidents trop graves.

Velpeau a conseillé, dans le même but, le débridement de la paroi antérieure du canal (Demarquay, *Disc. soc. de Ch.*, 25 juin 1851; Bulletin, t. II, p.182).

A ces symptômes locaux correspond un état général, qui ferait croire à toutes les affections graves que l'intensité de la douleur laisse supposer. Le pouls est petit et fréquent, la langue blanche et sale, la soif très-vive; il y a une sorte d'état ataxique, des horripilations; puis surviennent des vomissements bilieux. Tantôt il y a constipation, ce qui est une nouvelle source d'erreur d'interprétation; tantôt, le cours des matières n'est pas interrompu, et même il existe du dévoiement..

Ces phénomènes généraux s'aggravent très-rapidement du premier au cinquième jour, mais la fièvre ne dépasse pas un certain degré, circonstance qui permet de rejeter l'idée d'une péritonite. La douleur seule suit constamment une marche exacerbante, et devient telle qu'elle détermine quelquefois des attaques convulsives, un épuisement nerveux considérable et parfois un véritable tétanos. M. Lecomte a vu un malade succomber à un accès de tétanos dans un cas d'orchite inguinale traumatique (1).

Il est bien entendu que nous ne parlons que des formes les plus graves. Les accidents sont nuls ou à peine sensibles, dans certains cas légers ou bien grâce à la constitution et au tempérament du sujet affecté. Il n'y a d'exception que pour *la douleur qui, toujours, a une grande acuité.*

(1) Dans l'orchite inguinale, tenant à une autre cause que la blennorrhagie, on a même vu la mort survenir par péritonite : soit par suite de l'extension de l'inflammation du testicule à la séreuse (inclusion inguinale interne) sans qu'il ait eu communication entre la tunique vaginale et le péritoine, soit par suite de la communication persistante des deux cavités.

Dans l'orchite inguinale simple, les accidents de l'étranglement luimême, s'ils ne sont pas convenablement et rapidement attaqués, peuvent à leur tour occasionner des accidents graves et même la mort, comme l'étranglement herniaire.

Dans toutes les observations d'orchites inguinales blennorrhagiques, la terminaison a eu lieu par résolution. Elle s'opère vers le quatrième ou cinquième jour. Le pronostic serait donc moins grave ici que pour l'orchite due à une autre cause.

A mesure que l'épididymite diminue, la tumeur s'affaisse et bientôt elle est moins douloureuse et moins irritante au toucher. La queue de l'épididyme reste obstruée, engorgée.

Il y a une importance majeure à poser les bases du diagnostic différentiel de l'orchite inguinale. On peut être induit en erreur dans deux circonstances opposées : 1° L'état de monorchidie ou de cryptorchidie est connu ; 2° cet état est ignoré.

Il est beaucoup plus ordinaire d'être appelé auprès d'un malade qui ne sait pas avoir une ectopie testiculaire ou qui la dissimule soigneusement. Beaucoup d'hommes, par un sentiment de fausse pudeur, cachent avec soin leur infirmité. Si l'orchite est légère, on peut croire alors à une adénite, à une hernie enflammée ou engouée, à un abcès, etc. Si l'épididymite est plus sérieuse, deux maladies se présentent surtout à l'esprit : la péritonite partielle ou la hernie étranglée. L'entéralgie, l'occlusion intestinale, les coliques hépatiques ou néphrétiques ont été tour à tour mises aussi en cause.

Les antécédents, l'existence d'une blennorrhagie, l'absence du testicule dans le scrotum du côté où siège la douleur et la tuméfaction feront immédiatement penser à une inflammation de l'épididyme arrêté dans le canal inguinal, et, avec l'aide des autres signes, on pourra bientôt assurer son diagnostic.

Est-ce à dire pourtant qu'il ne puisse y avoir des cas où il soit possible de se tromper ? Je suis loin de le prétendre. Souvent l'ectopie inguinale coïncide avec une hernie, en sorte que l'on est bien embarrassé pour faire la part d'inflammation qui revient à chacun des organes déplacés.

Cela n'a jamais eu lieu encore pour l'orchite blennorrhagique, mais a été vu sur des malades atteints d'orchite inguinale non spécifique. Nous ne saurions donc trop recommander la plus grande attention, nous ne saurions trop engager d'examiner avec soin tous les symptômes généraux et locaux, et enfin si l'on juge une intervention opératoire nécessaire, de n'y procéder qu'avec la plus grande circonspection afin de ne pas rendre le mal irréparable.

Le traitement doit varier selon que l'affection est bénigne ou grave, qu'elle est simple ou compliquée.

Lorsque l'épididyme est peu gonflé, quelques bains, des applications de cataplasmes laudanisés et des purgatifs suffiront.

La maladie est-elle plus intense, 20 ou 30 sangsues seront placées sur la région inguinale, et l'écoulement sanguin sera prolongé en posant des cataplasmes sur les piqûres, ou en faisant placer le patient dans un bain. Consécutivement on administrera des purgatifs et on frictionnera les parties du pli de l'aine, au-dessus du ligament de Fallope, avec de l'onguent napolitain.

Si ces moyens étaient impuissants (jamais ils ne l'ont été dans les observations que nous avons réunies), faudrait-il ponctionner le testicule ou la tunique vaginale ? Ce traitement n'est pas sans danger ; nous l'avons dit : Il peut y avoir hernie en même temps qu'épididymite, et on pourrait blesser l'intestin.

Si on est certain que le testicule seul est renfermé dans le canal inguinal, la ponction de la tunique vaginale, pour évacuer la sérosité qui comprime le testicule, sera permise.

Mais on ne saurait trop y prendre garde, on ne doit user de ce moyen qu'avec la plus extrême réserve. Les exemples empruntés à l'orchite inguinale simple doivent servir d'enseignements.

Presque toujours, il est impossible de distinguer d'une manière sûre si le testicnle est seul engagé dans le canal. Reichel a trouvé ainsi accolés et adhérents le testicule, l'intestin et l'épiploon. Si on avait un diagnostic assez précis, ce n'est plus dans ce cas la ponction qui conviendrait, mais la kélotomie (1). — Il faudrait agir avec beaucoup de prudence et en se conformant aux recommandations que nous avons faites.

OBSERVATION XXII.

(RICORD, *Provincial méd. Journal*, 1843, p. 264).

Dans un des deux cas d'ectopie périnéale qui s'offrirent à M. Ricord, *le malade était affecté de blennorrhagie, la glande séminale, en état d'ectopie enflammée consécutivement*, formait au périnée une tumeur excessivement douloureuse, fluctuante, qui avait à peu près le volume d'un œuf de pigeon, et à laquelle la peau adhérait. Tout d'abord, on crut à un abcès, et M. Ricord était sur le point d'ouvrir,

(1) Delasiauve, *Revue médicale*, mars 1840.
Mursinna, *Neue medicinische chirurgische beobachtungen*, p.442.
Garengeot, *Œuvres*, t. I, p. 332.
Lapeyre, *Journal de médecine*, t. VI, p. 51.
Baudament, *eodem loco*, t. XXXII, p. 69.
Ritcher, *ouvrage cit.*, vol. II, p. 123.
Godard, *loc. cit.*, p. 93 et suiv.

quand l'examen du scrotum lui fit reconnaître l'absence du testicule.

OBSERVATION XXIII (*personnelle*).

Le 15 août 1874, est entré à l'hôpital du Midi le nommé François J..., exerçant la profession de charretier. Le malade fut examiné le lendemain en mon absence, par M. Sallinger, externe du service. Il constata la présence d'*unécoulement datant d'un mois*, et l'existence d'une tumeur volumineuse et saillante siégeant immédiatement en avant de l'anus, sur la ligne médiane. La peau était rouge, tendue, douloureuse à la pression. Il y avait de la fièvre et, dans la soirée, le malade eut quelques vomissements bilieux. M. Sallinger crut à un abcès. Le 17, avant d'inciser cette tumeur, je palpai le scrotum, pour voir si les deux testicules occupaient bien leur place habituelle. *Le testicule droit était absent.* Je me bornai dès lors à appliquer quelques sangsues et des cataplasmes. Les accidents diminuèrent progressivement, et, plus tard, je pus reconnaître, par le palper, que la tumeur qui était en avant de l'anus était formée par le testicule droit qui était descendu dans le périnée et qui s'était enflammé après la blennorrhagie.

Les épididymites périnéales sont encore trop peu nombreuses pour que l'on puisse établir le tableau synoptique de leur symptomatologie. Elles sont moins graves que l'orchite inguinale, à moins que la tunique vaginale ne communique avec le péritoine. Elles peuvent simuler un abcès périnéal, péri-uréthral, une hernie périnéale étranglée.

Il nous resterait à parler de l'épididymite blennorrhagique dans les cas de descente de testicule dans l'anneau crural. Nos recherches ont été infructueuses à ce sujet. Nous n'en avons trouvé aucun exemple. Quant à l'épididymite cruro-scrotale, nous l'avons comprise dans l'inclusion inguinale externe.

En présence de ces bizarreries de situation du testicule et de la fréquence de l'inflammation de la glande anormalement placés, on peut formuler une loi qui permettra aux praticiens d'éviter bien des mésaventures :

Cette loi est la suivante :

Avant de pratiquer une opération sur une tumeur qui est dans la sphère génitale, le chirurgien devra examiner l'urèthre et constater l'état du scrotum.

Inversions.

OBSERVATION XXIV (*personnelle*).

M. X..., 23 ans, officier, se présente le 25 juillet 1878, à ma consultation. — *Inversion testiculaire en demi-anse, avec épididyme en arrière des deux côtés. — Blennorrhagie il y a un an, avec épididymite droite consécutive.*

OBSERVATION XXV (*personnelle*).

René F.... est entré le 17 septembre 1874, à l'hôpital du Midi (service de M. le docteur Horteloup), pour se faire traiter d'une *blennorrhagie avec orchite à droite.* L'écoulement date d'un mois et demi. — *Inversion en fronde, avec épididyme en avant de la glande malade. — Inversion antérieure du testicule sain.*

OBSERVATION XXVI (*personnelle*).

Jacques C. . est entré le 15 novembre 1874, dans le service de M. le docteur Horteloup, à l'hôpital du Midi. — *Blennorrhagie depuis un mois. — Orchite droite depuis sept jours. — Inversion antérieure du testicule droit.*

OBSERVATION XXVII (*personnelle*).

Louis S..., 2 ans, entre le 28 novembre 1874 à l'hôpital du Midi. — *Blennorrhagie depuis trois mois.* L'écoulement est presque tari. — *Épididymite gauche depuis quatre jours.* — *Inversion horizontale ou supérieure, avec tête de l'épididyme en arrière du côté malade.*

OBSERVATION XXVIII (*personnelle*).

Jean Theni, âgé de 20 ans, est entré le 11 novembre 1874, à l'hôpital du Midi (service de M. le docteur Horteloup). — *Chaudepisse depuis six semaines.* — Incubation, six jours. — *Épididymite droite datant de quatre jours.* — *Inversion du testicule droit en anse* (*tête de l'épididyme en avant*).

OBSERVATION XXIX (*personnelle*).

André Tesseidre, âgé de 30 ans, entre le 22 mai 1874, dans le service de M. le docteur Horteloup, à l'hôpital du Midi. — Écoulement abondant depuis trois semaines. — *Orchite gauche depuis deux jours.* — *Inversion en anse, avec épididyme en avant du testicule droit.*

OBSERVATION XXX.

(*Communiquée par mon ami et ancien collègue, M. le docteur Garnier*).

Louis Mérambourg, âgé de 27 ans, est entré le 3 novembre 1875, à l'hôpital du Midi. — *Blennorrhagie d'un mois.* — *Orchite à gauche depuis six jours.* — *Inversion en demi-anse postérieure du testicule malade.*

OBSERVATION XXXI.

(*Communiquée par le même*).

François Gaudet, 17 ans, est entré le 2 février 1875, à l'hôpital du Midi. — *Blennorrhagie depuis vingt-cinq jours. — Orchite droite depuis quatre jours. — Inversion antérieure du testicule droit.*

OBSERVATION XXXII.

(GOSSELIN (*Clin. chirurg. de la Charité*, t. II, p. 374).

Épididymite blennorrhagique avec inversion du testicule à gauche. — Forme douloureuse au repos. — Épanchement vaginal abondant. — Jeune homme ayant une *blennorrhagie depuis un an. — Orchite à gauche.* Le malade entre à l'hôpital quarante-huit heures après le début de la maladie. — *Inversion antérieure du testicule du côté atteint.* — Douleur très-vive, due à l'épanchement de sérosité dans la tunique vaginale. — Ponction. — Guérison. — D'après M. Gosselin, « il n'y a pas le moindre rapport entre cette inversion et les phénomènes douloureux. Souvent on trouvera l'épididymite avec inversion présentant la forme habituelle de la souffrance, c'est-à-dire les douleurs rémittentes. »

OBSERVATIONS XXXIII, XXXIV, XXXV, XXXVI.

AUBRY (*De l'épididyme blennorrhagique*, *Arch. de méd.*, mai 1841, vol. II, p. 34), dit :

« Il m'est arrivé de constater, *chez trois ou quatre malades*, la présence de l'épididyme en avant et en haut. »

OBSERVATION XXXVII.

ZAPATA, *Th. Paris,* juillet 1874, p. 17.
(*Des épanchements de la tunique vaginale dans l'orchite blennorrhagique*).

Édouard Jouran, âgé de 21 ans, entre à l'hôpital du Midi, le 17 janvier 1874.

Blennorrhagie datant d'un mois. — Il s'est traité avec du cubèbe, et au moment où l'écoulement semblait disparaître, il a vu se développer une orchite droite coïncidant avec le coït. Du côté droit, on constate une tumeur du volume d'un poing d'enfant ; elle est dure en avant, fluctuante en bas et en arrière ; *il y a probablement inversion du testicule;* mais on ne peut distinguer aucune partie exacte. Le cordon est induré ; le malade souffre d'une névralgie crurale.

Le 19, on fait une ponction, et il s'écoule une petite quantité de liquide. *Le 26, on constate l'inversion réelle du testicule.*

Traitement : cataplasmes, opiat, ponction. — *Exeat* le 27 janvier ; la maladie a duré dix jours.

OBSERVATION XXXVIII.

MONTANIER (*Gaz. des hôpitaux,* 1858, p. 106).

Le 20 décembre 1857, un malade vint réclamer mes soins pour *un écoulement de l'urèthre.* C'est un jeune homme d'une très-bonne santé, mais d'un tempérament nerveux excessivement prononcé. Le 1er janvier 1858, après une course très-longue, douleur dans le testicule. — *Orchite.* Le 7, je fais deux ponctions de la tunique vaginale. — Hémorrhagies assez graves à plusieurs reprises pour mettre en danger la vie du malade. — Impossibilté de lier les vaisseaux. On n'avait pas exploré les bourses avant l'opération et on n'a pu le faire davantage au moment du départ du malade pour la campagne, parce que le scrotum était toujours très gros et qu'une petite quantité de sang se trouvait encore sur la peau.

Remarque. — Au moment où cette observation a été publiée, l'inversion testiculaire était à peine connue; aussi M. Montanier, dans son travail, ne prononce-t-il pas ce nom. Dans le cas actuel, il n'est pas douteux cependant qu'il s'agissait d'une anomalie testiculaire de cette nature. Cette assertion est basée sur des preuves sérieuses : « De ce fait, poursuit M. Montanier, il ne faudrait assurément rien induire contre la méthode des mouchetures qui, dans l'immense majorité des cas, est d'une parfaite innocuité. Ce cas est évidemment insolite, exceptionnel ; et c'est à ce titre qu'il nous a paru intéressant de le faire connaître. Il prouve, en effet, qu'il peut, quoique bien rarement, survenir une hémorrhagie assez grave après la piqûre du scrotum. La connaissance de cette éventualité devra engager, avant de pratiquer cette opération, à prendre quelques précautions, telles, par exemple, que de s'assurer si, par exception, on ne trouverait pas sous la peau une artère d'un certain volume, afin de l'éviter. »

Or, les vaisseaux et le canal ne sont en avant et sous la peau que dans une variété d'inversion. Ici, l'hémorrhagie démontre que les vaisseaux étaient en avant et que, conséquemment, il y avait inversion. Au surplus, MM. Ledentu et Royet partagent ma manière de voir.

OBSERVATIONS XXXIX, XL, XLI, XLII, XLIII.

CURLING, 1857, p. 62.

Quelquefois la position du testicule dans le scrotum est modifiée de telle façon que sa surface libre regarde en arrière et l'épididyme en avant.

Le premier cas de ce genre qui s'est présenté à moi, est celui d'un homme qui était affecté d'un gonflement testiculaire embarrassant pour son médecin.

En l'examinant, je découvris que ce gonflement était dû à *une inflammation chronique de l'épididyme tourné en avant*, et le long duquel je pus suivre le canal déférent qui en émanait...

Dans un voyage que j'ai fait à Paris en 1849, *M. Ricord m'a montré un cas d'épididymite gauche avec inversion semblable de l'organe...*

J'ai, depuis cette époque, donné des soins à plusieurs malades qui la présentaient. Trois d'entre eux étaient venus à l'hôpital de Londres pour une épididymite.

OBSERVATION XLIV.

ROYET (*De l'inversion du testicule*, th. Paris, 1859, p. 28).

Tout récemment un malade entre à l'Hôtel-Dieu pour une orchite. On trouve son testicule très-gros, et comme on sent quelque chose de dur en avant, on lui annonce qu'un abcès va se former. Cependant la tumeur disparut sans s'abcéder. *Admis depuis dans nos salles pour d'autres accidents, il nous offrit du côté où avait été l'orchite, une inversion en anse très-manifeste.*

OBSERVATION XLV.

ROYET, *eodem loco*, p. 29.

Le numéro 29 de la salle 11, nous a offert la complication d'une petite hémorrhagie. Entré pour une orchite droite, on lui fit, presque sans examen, quelques mouchetures ; le surlendemain, au lieu d'être soulagé, il avait le scrotum tendu, noir et plus douloureux qu'avant. On explore alors le cordon ; le canal déférent est en arrière. Que penser ? — *Le gonflement se dissipa rapidement et l'on constata une inversion en anse, dans laquelle l'épididyme était en avant.*

OBSERVATION XLVI.

ROYET, *même thèse*, p. 37.

J'ai vu un cas d'inversion latérale externe gauche avec orchite et qui devint antérieure quand l'orchite fut calmée. Peut-être le poids de l'épididyme tuméfié faisait-il basculer le testicule ?

OBSERVATIONS XLVII, XLVIII, XLIX, L.

ROYET, *même thèse*, p. 39.

J'ai eu l'occasion d'observer six fois l'inversion en anse ou en fronde. Sur ces six malades, quatre avaient eu une orchite de ce côté ; les deux autres n'avaient jamais eu d'orchite.

OBSERVATION LI.

ROYET, *même thèse*, p. 42.

Le numéro 25 *de la salle* 11, *nous a présenté la variété d'inversion mobile.* Chez cet homme, on pouvait, en tournant le testicule de dehors en dedans, ramener très-facilement l'épididyme en avant ou en arrière ; mais dans le cas contraire, la chose était impossible. Dans ce dernier sens, on s'apercevait que les téguments se tordaient, et on sentait parfaitement leur résistance. Les efforts faits par le malade ne modifiaient en rien les rapports. (*Il y avait eu autrefois une orchite de ce côté.*)

N. B. — Dans les observations de Ricord, citées par Curling et de Royet, le mot blennorrhagie n'est pas prononcé, mais si on veut se rappeler que les malades atteints d'épididymites avec inversion du testicule ont été traités à l'hôpital du Midi, dans lequel on soigne seulement les affections vénériennes, on conviendra que la nature de l'orchite est assez clairement déterminée.

Sur 28 cas d'inversions, l'inflammation a atteint 27 fois le testicule mal développé. Une fois, il y avait anomalie égale des deux côtés (Obs. XXIV); une fois obs. XXV), l'anomalie était plus prononcée à droite qu'à gauche; il y avait inversion en fronde à droite, et inversion antérieure à gauche; c'est l'épididyme le plus mal conformé qui a été frappé par la maladie.

L'étiologie, la pathogénie, les symptômes locaux fonctionnels, les accidents généraux, la marche, le pronostic, le traitement et les lésions pathologiques sont les mêmes dans les cas d'orchites avec inversion du testicule et dans les cas d'inflammation de la glande lorsque celle-ci a sa direction normale dans le scrotum; — les symptômes locaux physiques diffèrent seuls.

Dans l'inversion antérieure, qui est la plus fréquente, la disposition de la tunique vaginale est assez bien connue pour qu'il soit possible de fixer les règles du déplacement du testicule. — La vaginalite est la conséquence presque forcée de l'épididymite. Dans l'état normal, la séreuse distendue par le liquide repousse la glande en arrière et en bas. La poche se dilate sans peine en avant. Supposons que la glande soit atteinte d'inversion antérieure : la tunique vaginale est en arrière; sa dilatation suit une marche inverse.

D'après ceci, on peut prévoir quels seraient les autres déplacements de la glande dans les autres inversions; si l'inversion est supérieure, l'organe sera directement repoussé en haut; si elle est latérale interne, il sera projeté en dedans et ainsi de suite. Le testicule sera toujours propulsé du côté où se trouve l'épididyme.

La situation du canal déférent relativement aux vaisseaux dépend de celle du testicule. Est-il besoin de rappeler que, dans l'inversion antérieure, le canal déférent est en avant entre les vaisseaux et la peau.

L'inversion, comme la monorchidie et la cryptorchidie, amène des modifications dans la forme du scrotum. L'aspect extérieur des bourses varie avec les changements de la position de l'épididyme; tantôt c'est celui de l'inversion, tantôt celui du testicule normal. Nous n'insisterons pas, tous ces détails ayant été bien étudiés et dessinés par M. Royet (1). Ces caractères sont quelquefois tellement tranchés qu'on peut, à la simple vue, diagnostiquer une inversion. — Le toucher achève de renseigner sur la disposition de l'organe.

La ponction de la tunique vaginale dans l'épididymite est devenue une opération usuelle. M. le docteur Horteloup ne traite plus autrement ses malades. Il obtient ainsi une résolution plus rapide de la maladie et une diminution immédiate de la douleur. Le danger qu'entraîne l'inversion consiste dans la possibilité de la blessure des vaisseaux et de la piqûre du testicule ou de l'épididyme.

Dans un cas d'orchite rapporté par M. Montanier, il survint une hémorrhagie qui ne se serait pas produite, si l'on avait eu le soin de constater les rapports de l'épididyme avant de pratiquer la ponction. Après quelques mouchetures sur le scrotum, le malade perdit trois palettes de sang; des accidents inflammatoires se décla-

(1) Royet, *Th. cit.*, p. 30 et suiv. — Planche p. 55.

rèrent et c'est en vain qu'on essaya de faire la ligature de l'artère blessée (1).

Boyer, Roux, Velpeau, Curling, insistent sur l'innocuité de la blessure du testicule. — Cette opinion est discutable. Dupuytren signale des cas d'inflammation, parmi lesquels il y en eut de graves (2). On a cité la terminaison par suppuration partielle ou par fonte purulente de l'organe. M. Ledentu a vu une piqûre du testicule par un trocart être suivie d'un orchite chronique.

Je l'affirme, la blessure du testicule n'est pas aussi innocente qu'on le croit, et il suffit que, dans quelques cas, elle ait eu des suites fâcheuses, pour qu'on s'attache à préciser les moyens de l'éviter. Aux diverses raisons qui s'inspirent avant tout de l'intérêt des malades, qui prime tous les autres, il faut ajouter la déconsidération que cet accident peut jeter sur le chirurgien. Les individus auxquels arriveraient de pareils accidents seraient les preuves vivantes de l'impéritie de l'opérateur. — La glande séminale est assez indispensable pour que toutes les précautions soient prises pour assurer sa conservation.

Nous avons reproduit plus haut une observation de M. Royet, où l'épididyme fut déchiré à la suite de mouchetures. La douleur devint très vive, et on eut lieu de redouter des complications inattendues.

Il s'agissait d'une inversion en anse dans laquelle l'épididyme était en avant. « Une autre fois, dit le « même auteur, un malade entre à l'Hôtel-Dieu pour « un orchite. On trouve son testicule très gros, et

(1) Montanier, *Gazette des hôpitaux*, 1858, p. 106, numéro 17. (Observation citée plus haut.)

(2) Dupuytren, *Leçons orales de clinique chirurgic.*, t. IV, p. 190, 2e édition.

« comme on sent quelque chose de dur en avant, on lui « annonce qu'un abcès va se former. Tout se termine « après quelques jours par résolution, et M. Royet « reconnaît une inversion en anse. » — Que se fût-il passé si on eût ouvert cet abcès présumé ?... — Des phénomènes inflammatoires très graves, car la blessure de l'épididyme est encore plus dangereuse que celle du testicule.

Bien d'autres accidents ont dû être causés, mais comme on ne s'en sera pas rendu compte, ils seront passés inaperçus ou n'auront pas été publiés.

Puisse notre travail fixer l'attention des chirurgiens sur ces faits.

Une dernière remarque sur les inversions mobiles dont M. Ledentu parle à peine. Elles ont aussi leur côté pratique. Il est bon d'avoir présent à l'esprit leur possibilité; il faut même constamment s'en défier, et *ne jamais pratiquer une opération sur le scrotum sans examiner à nouveau le testicule au moment même d'agir avec le bistouri ou la lancette, car si on s'en rapportait à ce qu'on a vu la veille, on courrait le risque d'être singulièrement trompé.*

Sur 51 observations d'orchites avec déplacements ou malformation de l'appareil spermatique, 49 fois l'inflammation s'est produite du côté de l'anomalie.

De même que *l'orchite dans les cas de varicocèle ou de hernie inguinale siège presque toujours du côté du varicocèle ou de la hernie ; ainsi l'épididymite blennorrhagique dans les cas d'anomalies du testicule a lieu presque toujours du côté de l'anomalie.*

Cette conclusion, qui résume tout notre travail, est

indiscutable ; elle repose sur des faits matériels et sur un chiffre imposant d'observations. Elle ne s'appuie pas sur une série de raisonnements qui s'engendrant l'un l'autre, se sont éloignés du point de départ. — J'appuie à dessein sur cette remarque, car à une certaine distance du fait, la vérité devient multiface, et il n'est pas de systèmes, de théories, d'hypothèses qui ne puissent être soutenus par d'excellents arguments. En médecine, la logique est une science boiteuse qui a été trouvée fort souvent en défaut.

Lorsque j'entrepris d'écrire ces quelques pages, je pensai que, le premier, j'avais vu cette prédilection qu'a l'inflammation à se porter sur l'organe anormal. Cela n'était pas absolument exact. Les auteurs ont noté que le testicule en état d'ectopie se prend plus facilement que l'autre. Ce qu'ils n'ont pas remarqué, *c'est que l'inflammation se porte aussi de préférence sur l'organe mal conformé (monorchidie, anorchidie, inversions, etc.)*

Donnons l'opinion des auteurs sur les ectopies.

Godard avait observé que le testicule qui a perdu sa mobilité, par suite de sa situation dans le canal inguinal, devient par cela même plus apte à être influencé par les agents extérieurs. Il a fait ressortir cette cause prédisposante à des accidents ultérieurs. — Voici ce qu'il dit à ce sujet : « Le testicule jouit d'une sensibi-
« lité très grande : exposé à chaque instant à être
« froissé ou comprimé, il n'échappe aux accidents que
« grâce à la mobilité excessive qu'il doit à ses enve-
« loppes. Recouvert par une séreuse lâche et étendue,
« appendue dans un sac musculeux et contractile, enve-

« loppé par le dartos, qui lui-même se contracte, il se « déplace avec la plus grande facilité, et lorsqu'il est « remonté par le crémaster, il vient se placer sur le « côté de la racine de la verge.

« Le testicule perd-il cette propriété : à chaque ins- « tant froissé, contusionné, il devient le siège de dou- « leurs vives et n'échappe aux accidents que si on le « relève avec un suspensoir (1). »

M. Rollet (de Lyon) après avoir rapporté les observations des deux malades atteints d'orchites inguinales, observations que nous avons résumées, ajoute : « Il est « remarquable que chez tous deux le testicule retenu a « seul été atteint d'épididymite. On serait donc porté à « penser que l'arrêt dans la migration prédispose les « testicules à s'enflammer sous l'influence de la blen- « norrhagie, mais il faut bien se garder d'exagérer « cette opinion, car dans le cours d'une première uré- « thrite, le second malade n'avait offert aucun accident « du côté des glandes séminales (2). »

Nous ne comprenons pas bien, nous l'avouons, la dernière partie de la phrase de M. Rollet. Il déplace la question. Ce qu'il importe de savoir, ce n'est pas si le malade qui a un testicule en état d'ectopie est atteint plus souvent d'orchite que tout autre individu normalement conformé, mais bien si le testicule en état d'ectopie se prend de préférence à celui qui est dans le scrotum. Peut-être que dans les cas d'ectopie inguinale l'orchite est plus fréquente s'il y a blennorrhagie, les froissements continuels auxquels la glande est exposée, constituent une cause prédisposante énergique, mais il est presque impossible de faire un relevé statistique sur ce point.

(1) Godard, *loco citato*, p. 44.
(2) Rollet, *loco citato*, p. 562.

M. Isnard, dans sa thèse inaugurale sur l'*orchite inguinale*, voit très bien le terrain sur lequel on doit se placer.

« Ce que l'on peut remarquer, dit-il, c'est que dans « les cas d'orchite blennorrhagique survenant chez les « monorchides que l'on connaît dans la science, c'est « toujours le testicule non descendu qui est le premier « et presque toujours le seul affecté (1). »

M. Alliez est non moins catégorique. Il cherche même à donner la cause de la fréquence de l'épididymite inguinale. Il s'exprime ainsi : « On peut considérer le fait « même de l'arrêt du testicule dans un point plus ou « moins élevé du canal inguinal comme une des causes « prédisposantes les plus efficaces de son inflammation, « quelle qu'en soit d'ailleurs la cause occasionnelle. Il « semble que, lorsqu'un individu cryptorchide ou mo- « norchide est atteint de blennorrhagie aiguë ou de « blennorrhée, l'inflammation ait plus de tendance à se « propager le long des voies spermatiques attenant au « testicule non descendu. Il ne me répugne pas d'ad- « mettre que cette sorte de prédilection tient : « 1° A « ce que l'ectopie testiculaire a pour effet de raccourcir « les voies de communication ; 2° à ce que la compres- « sion de tout ou une partie de l'organe inclus entretient « un état de congestion habituel de l'appareil séminal « de ce côté, qui le prédispose mieux à être envahi par « l'inflammation (2). »

Les auteurs qui précèdent se sont seulement préoccupés de l'orchite inguinale ; M. Ledentu généralise leurs conclusions à toutes les variétés d'ectopies.

« J'ai passé en revue, écrit-il, les différentes mala- « dies auxquelles est sujet le testicule arrêté dans sa

(1) Isnard, *Thèse cit.*, p. 21.

(2) Alliez, *Thèse cit.*, p. 15.

« migration. Trois remarques importantes résultent de « cette étude :

« La prédisposition bien manifeste constituée par la « situation normale de l'organe ;

« La fréquence relative de l'inflammation... »

Antérieurement, M. Ledentu avait pris soin de remarquer que « c'est la blennorrhagie qui a fourni le plus « grand nombre de cas de complications inflamma- « toires dans l'ectopie testiculaire, » et « qu'elle donne « lieu à l'épididymite, quelle que soit la position du « testicule, plus souvent dans l'ectopie inguinale, parce « que celle-ci est plus fréquente (1). »

Je ne puis que confirmer l'opinion des médecins précédents, et surtout de M. Ledentu.

L'orchite inguinale m'a fourni aussi, dans les ectopies testiculaires, la majorité des cas d'épididymites blennorrhagiques. Sur 18 observations d'orchites blennorrhagiques chez les individus dont un testicule était dans le canal inguinal, 17 fois l'épididymite a eu lieu du côté où le testicule n'avait pas glissé dans les bourses. L'observation qui fait tache, ne saurait même être invoquée comme une exception. Chez le malade en litige, si les deux premières orchites atteignirent le testicule descendu, la dernière se localisa à la glande contenue dans le trajet inguinal.

Dans les autres ectopies (iliaque et périnéale), l'inflammation blennorrhagique a toujours gagné le testicule mal placé.

La pathogénie de l'épididymite blennorrhagique dans les cas d'anomalies du testicule n'est pas une. Le méca-

(1) Ledentu, *Thèse cit.*, p. 122, 123 et 124.

nisme du développement de cette maladie n'est pas le même dans toutes les variétés d'anomalies.

Occupons-nous d'abord de l'épididymite blennorrhagique dans les cas d'ectopies, la seule dont la genèse ait attiré la curiosité des pathologistes.

L'épididymite iliaque serait due à l'extension de l'inflammation de l'urèthre. Le raccourcissement des voies de communication du côté où le testicule est dans la fosse iliaque ferait, qu'à rapidité de marche égale, la phlegmasie atteindrait plus vite l'organe logé dans la fosse iliaque.

L'épididymite périnéale serait la conséquence d'une action réflexe (orchite sympathique). On ne saurait logiquement invoquer ici une propagation de l'inflammation. Le canal déférent du testicule en état d'ectopie périnéale est plus long; — et si un épididyme devait être atteint dans le cours de la blennorrhagie par suite de l'extension de la phlegmasie, ce serait celui dont la glande est dans les bourses. — La compression de la totalité ou d'une partie de l'organe inclus en avant de l'anus détermine une congestion permanente de l'appareil séminal de ce côté. Toutes les causes externes agissent sur lui. La glande enclavée au-dessous du scrotum subit à chaque instant des froissements par le fait seul de la marche, de la course, de la natation, de l'équitation, du port d'un fardeau, etc., etc.

Il en est de même dans l'accomplissement des fonctions physiologiques : défécation, miction, coït, masturbation, dans les secousses de la toux, et surtout dans les actes qui provoquent le phénomène de l'effort.

Qu'une irritation partie de l'urèthre vienne exciter les centres vaso-moteurs médullaires du testicule, et aussitôt on verra les vaisseaux de l'épididyme et de la glande déjà gorgés de sang, se désorganiser, laisser transsuder une portion de leur contenu, et bientôt la fluxion habituelle sera transformée en un état inflammatoire aigu.

Les épididymites inguinale et cruro-scrotale auraient pour causes l'un et l'autre des deux modes pathogéniques précédents, soit : 1° La diminution de l'étendue du canal déférent ; 2° l'engorgement accoutumé des vaisseaux de la glande par suite de la constriction continuelle exercée sur elle par les aponévroses et les muscles du trajet inguinal.

Ces deux théories, si elles rendent compte de la fréquence de l'épididymite blennorrhagique lorsque le testicule est déplacé, ne sauraient nous expliquer pourquoi la glande en état d'inversion est également si souvent atteinte d'inflammation dans le cours d'une blennorrhagie ; — à moins que l'on ne suppose aussi une congestion latente de l'appareil génital dont la direction normale est changée.

L'épididymite blennorrhagique dans les cas d'inversion du testicule est aussi commune, sinon plus, que la même maladie dans le cas d'ectopies testiculaires.

Sur nos 51 observations, nous en avons :

28 d'épididymites avec inversion du testicule.

Et :

18 d'épididymites inguinales.

2 d'épididymites périnéales.

1 d'épididymite iliaque.

1 d'inflammation bornée à l'extrémité du canal déférent (*Anorchidie*).

1 d'inflammation de l'épididyme du testicule hypertrophié (*Macrorchidie*).

Soit 21 seulement d'épididymites avec ectopies de la glande.

Pour que la théorie de l'action reflexe puisse s'appliquer à l'épididymite dans les cas d'inversions testiculaires, il faut, nous l'affirmons, que la glande ait antérieurement à toute action nerveuse irritative, une circulation défectueuse.

Cette conclusion rigoureuse doit être étendue aux inflammations du testicule hypertrophié ou atrophié, aux inflammations des parties génitales qui subsistent seules chez l'anorchide, et même aux épididymites avec ectopie glandulaire.

Ces changements dans la circulation de la glande, s'il y a anomalie, sont indispensables. Les centres vaso-moteurs de l'urèthre, de l'épididyme et du testicule, on le sait, sont étagés à des hauteurs différentes dans la moelle.

Ils sont assez éloignés pour que l'excitation transmise de l'un à l'autre, *à moins qu'elle ne soit très-forte*, soit affaiblie, perdue ou diffusée avant d'atteindre son but. Si, persistante, elle s'est propagée, des centres médullaires vaso-moteurs de l'urèthre à ceux du testicule et de l'épididyme; elle est tellement affaiblie que c'est à peine si elle peut réagir faiblement sur les vaisseaux de l'appareil spermatique. Elle peut amener à la rigueur, un peu d'hypérémie de l'organe, et rien au-delà. — Au contraire, s'il y a un état de congestion préalable, la plus petite dilatation vasculaire provoque un état inflammatoire aigu. Une perturbation dans la circulation locale d'un viscère, qu'elle soit congénitale ou acquise, le prédispose à être envahi par l'inflammation.

En conséquence, l'épididymite inguinale au lieu d'être

la résultante des deux causes, serait l'effet de trois causes combinées :

1° La mauvaise circulation de la glande par suite de la malformation ;

2° Le raccourcissement des voies de communication ;

3° La compression exercée sur l'organe spermatique par les muscles et les aponévroses ; compression exagérant l'état de congestion latente.

Au mois de juillet dernier, M. le docteur Terrillon venu à Tours avec M. le professeur Verneuil pour opérer avec M. le professeur Duclos et moi un cancer de la langue, me dit que Langenbeck avait avancé dans un de ses ouvrages que : les malformations d'un organe prédisposaient celui-ci à devenir malade.

J'ai parcouru les livres de l'illustre chirurgien de Berlin que j'avais à ma disposition, et les analyses de quelques autres volumes que je n'avais pas. Je n'ai pas trouvé cette phrase. Du reste, je n'ai pas poussé très-loin mes recherches. Quelques jours me restaient seuls pour finir ce travail dont je désirais soumettre les conclusions au Congrès scientifique de Paris (Société française pour l'avancement des sciences). — Quoiqu'il en soit, si cette loi n'a pas été établie, je n'hésite pas à la poser; trop heureux de me rencontrer avec M. le docteur Langenbeck, — si je suis dépossédé de mon droit de priorité ?...

Les malformations ou anomalies d'un organe le prédisposent aux maladies.

Les anomalies sont la conséquence d'un développement mauvais d'un organe pendant la vie intra-utérine.

Étienne Geoffroy Saint-Hilaire a démontré par le raisonnement, l'observation et des expérieuces décisives, la vérité de cette proposition. Ses expériences faites en 1826, dans un vaste établissement d'incubation artificielle fondée à Auteuil, en démontrant la possibilité de produire artificiellement des monstruosités, ont prouvé que les anomalies ne préexistent pas à la fécondation, mais résultent d'une perturbation survenue dans le cours du développement d'embryons d'abord parfaitement réguliers, en un mot que l'origine des anomalies est accidentelle et non primitive.

Ces faits de monstruosités ne se produisent point au hasard, il existe des types principaux qui ont permis à E.-G. Saint-Hilaire de citer des familles naturelles qui comprennent un certain nombre de genres. Le célèbre tératologiste a pu même prévoir que certains types qu'il n'avait point sous les yeux, dont il ne connaissait pas d'exemples, devaient se rencontrer un jour.

Les déviations de chaque organe empruntent quelque chose de spécial aux conditions de son développement ; mais il y a un caractère qui les rend toutes solidaires, c'est que *la difformité est presque toujours le résultat d'un arrêt de l'évolution formatrice ou d'un excès de développement.* Par exemple, *le bec de lièvre* est incontestablement dû à un arrêt dans la marche des premiers arcs branchiaux, allant à la rencontre les uns des autres ; par contre, *la cyclopie* doit être attribuée à ce que la force qui tend à rapprocher les yeux l'un de l'autre continue à agir jusqu'à les mettre en contact et à les fusionner consécutivement.

Que ces vices de conformation soient dus à une aberration en apparence spontanée de la force formatrice, qu'au contraire, les dérogations aux lois naturelles puissent s'expliquer, dans certains cas, par des traumatismes, par des causes étrangères au fœtus ou par des maladies développées chez lui pendant la vie intra-utérine, les faits restent intacts et les conclusions qu'on en a tirées relativement au développement des organes, absolument inattaquables dans leur brutalité de faits bien observés.

En ce qui concerne le testicule et l'épididyme, les nécropsies et la physiologie confirment cette manière de voir (1). La macrorchidie et la microrchidie sont des excès ou des arrêts de la puissance formatrice ; l'anorchidie est l'inertie de cette faculté dans la procréation de certaines parties de l'appareil génital; l'inversion est la conséquence d'un mouvement de rotation de la glande ou de l'épididyme pendant les premiers stades de l'organisation, par suite de l'insertion vicieuse du gubernaculum; l'ectopie est l'effet d'une orchite congénitale, d'une contraction trop faible ou trop forte du gubernaculum ou de l'étroitesse du canal inguinal.

Dans toutes ces anomalies, le système d'irrigation sanguine de la glande est changé. Le désordre, l'incohé-

(1) M. le docteur Aubert (de Lyon), frappé des accidents locaux et généraux que provoque l'ectopie testiculaire inguinale a présenté, en même temps que moi, au congrès scientifique de Paris, un mémoire dans lequel il préconise la castration préventive de la glande séminale logée dans le canal inguinal. — Il pense d'après deux opérations pratiquées avec succès, qu'on doit apporter moins de réserve dans l'ablation des testicules inguinaux, ablation dont les suites sont innocentes, contrairement à l'opinion admise (Aubert, Archives de médecine, octobre 1878, p. 505). — (*Compte-rendu du congrès scientifique de Paris*).

En novembre 1878, mon ami, M. le docteur Viollet, a lu à la Société médicale d'Indre-et-Loire, un travail dans lequel il affirme que les hommes qui ont une ectopie inguinale du testicule, sont prédisposés à la hernie inguinale, et que celle-ci siège presque invariablement du côté de l'anomalie testiculaire. J'ai contrôlé ce point particulier, et je suis arrivé aux mêmes résultats que mon très-distingué collègue.

rence que l'on constate à l'œil nu dans la constitution du viscère doit se trouver dans la trame de ses tissus lorsqu'on l'examine au microscope.

Le testicule hypertrophié ou atrophié a des canaux sanguins dont le calibre est plus ou moins modifié.

Dans l'anorchidie, ces canaux ont subi un arrêt de développement, une transformation dans leur constitution anatomique, qui correspondent à l'état des parties de l'appareil séminal qui existe.

Dans l'ectopie, le testicule a ses vaisseaux dilatés inégalement ou oblitérés par l'orchite primitive, par la dégénération secondaire qui s'est opérée dans la glande mal placée par suite de la situation vicieuse de l'organe. Il est certain que des vaisseaux disposés originairement pour avoir une longueur voulue, doivent se transformer dans un sens pathologique lorsque le viscère auquel ils se distribuent, s'arrête au delà ou en deçà de la place qui lui a été assignée par la nature. Ils s'allongent, s'il se dévie de sa route naturelle ou dépasse le but; ils se raccourcissent, s'il ne l'atteint pas.

La circulation du testicule déplacé n'est donc pas similaire de celle du testicule descendu dans le scrotum.

Que l'on ne dise pas non.

Les tubes séminifères de la glande anormale donnent un sperme qui ne contient pas de spermatozoïde. Or, il est prouvé que les changements dans la rapidité du cours du sang, dans la pression vasculaire, peuvent seuls convertir une glande parfaite en une glande imparfaite, faire que l'une contienne ses produits normaux et que l'autre ne les contienne pas.

Dans l'inversion, l'apport sanguin n'est pas non plus ce qu'il devrait être. Par suite du mouvement de rotation du parenchyme glandulaire, de l'éloignement ou du rapprochement de l'épididyme de la branche horizontale du pubis, suivant les variétés d'inversions, les tubes sanguins s'allongent encore ou se raccourcissent. Ils se dévient de leur type naturel. Ils s'effilent, ondulent, décrivent des flexuosités, se dilatent dans plusieurs points, se rétrécissent dans d'autres. Certains départements du parenchyme épididymo-glandulaire reçoivent trop de liquide nourricier et d'autres pas assez. Les connexions des gros troncs vasculaires avec le canal déférent ne sont pas les mêmes, et par conséquent, la répartition et la distribution du fluide nutritif sont complètement interverties. L'irrigation sanguine du testicule est méconnaissable, même quand l'inversion est double. On m'opposera à cela que la sécrétion spermatique n'est pas changée. Il est aisé de réfuter cette objection spécieuse.

Oui, le sperme a des caractères macroscopiques normaux; oui, il contient des spermatozoïdes, mais là se borne tout ce que nous savons.

Qui pourrait affirmer que dans ce cas la composition chimique du liquide qui sert de véhicule aux animalcules spermatiques n'est pas changée (1) ? — Qui oserait prétendre que les spermatozoïdes contiennent les mêmes proportions de substances albuminoïdes et de matière minérale (2) ? Qui soutiendrait qu'ils

(1) Le sérum spermatique ne possède aucune propriété fécondante ; mais il n'est pas prouvé que son intégrité chimique ne soit pas indispensable pour la conservation de la vitalité des spermatozoïdes. — De même les hématies s'altèrent, si la constitution du sérum sanguin est changée.

(2) Par l'analyse chimique, on a découvert dans les spermatozoïdes des mammifères, un corps albuminoïde modifié et qui se rapproche de la substance qui compose le tissu élastique (Frey). — Suivant Miescher et Picard, les spermatozoïdes du saumon sont formés de nucléine de protamine, d'albumine, de lécithine, de cholestérine et de

ont la même organisation anatomique (1)? — Personne. Voilà ce qu'il faudrait trouver, et nous pensons qu'en présence du bouleversement qui existe dans la circulation du testicule inversé, on découvrirait des modifications dans la constitution du liquide prolifique.

Il suit de ceci que, pour nous, il y a deux espèces de lieux de moindre résistance : 1° Ceux que M. le professeur Verneuil a appelés lieux de moindre résistance accidentels ; 2° ceux que nous appellerons lieux de moindre résistance congénitaux. Ces derniers comprennent les organes monstrueux ou anormaux. C'est

graisse. — La tête ne renfermerait que de la nucléine chez le taureau.

D'après Frerichs, la grande richesse de ces corpuscules en matière minérale permettrait de les incinérer sans altérer leur forme.

Le sperme privé de spermatozoïde est dépourvu de pouvoir fécondant. M. Mandl a démontré (*Congrès de médecine légale*, séance du 14 août, Paris, 1878) qu'il ne suffisait pas de constater l'existence de spermatozoaires parfaitement développés pour affirmer la fécondité du sperme, mais qu'il faut encore constater la vitalité et la viabilité des spermatozoïdes au moment de l'éjaculation. — Or, cette vitalité doit disparaître, et la viabilité doit être très-faible si la composition chimique des corps en jeu n'est pas ce qu'il faudrait qu'elle soit, si le milieu dans lequel ils se trouvent, n'est pas le même que celui où ils séjournent d'habitude. — Cette remarque s'applique au sperme sécrété par un testicule en état d'inversion.

(1) Malgré les perfectionnements apportés dans les verres des instruments grossissants, la nature intime du spermatozoïde est encore inconnue. Pour les uns, ce serait une cellule, pour les autres, un animal. Valentin a cru voir sur les spermatozoïdes d'un ours, un intestin, un anus, un suçoir. Gerber dit avoir vu leurs organes de la génération. — Pouchet leur donne un manteau d'épithélium. Les autres examens faits par Robin, Ranvier, Grohe, Schweiger-Seidel, Frey, Kolliker, Miescher, Eimer, etc., concordent encore moins.

sur eux, comme sur les premiers, que se portent de préférence les manifestations morbides.

Nous n'entrerons pas dans de plus longs détails.

Les trois phrases suivantes feront assez comprendre l'utilité de ce travail :

Les anomalies testiculaires sont fréquentes.

L'épididymite blennorrhagique est plus commune, s'il y a anomalie testiculaire.

S'il y a une uréthrite virulente et une anomalie testiculaire, l'inflammation de l'épididyme survenant dans le cours de la blennorrhagie se produit presque invariablement du côté du testicule mal conformé.

CONCLUSIONS GÉNÉRALES.

Il y a deux espèces de lieux de moindre résistance :

1° Les lieux de moindre résistance accidentels (*loci minoris resistentiæ fortuiti*).

Ils ont été bien décrits par M. le professeur Verneuil.

2° Les lieux de moindre résistance congénitaux (*loci minoris resistentiæ natales*). — Ils comprennent les anomalies, les monstruosités, les malformations, en un mot tous les cas tératologiques.

Nos organes opposent d'autant plus de résistance aux maladies qu'ils sont plus sains et mieux conformés; absolument comme d'après la loi de Darwin, une plante ou un animal est d'autant plus assuré de vivre et de se perpétuer, que sa conformation extérieure le rapproche davantage du type parfait, que sa force et sa vigueur l'assurent de mieux lutter contre les causes de destruction dont il est entouré.

L'anomalie des viscères comme cause prédisposante de leur dégération, de leur inflammation et même de maladies pour les parties voisines, est, en pathologie générale, le corollaire de la grande loi biologique, proclamée par le naturaliste Darwin : *La lutte pour l'existence.*

Les manifestations morbides portent de préférence

sur les lieux de moindre résistance appartenant aux deux classes ci-dessus.

Dans les cas de hernie inguinale ou de varicocèle, l'épididymite survenant dans le cours d'une blennorrhagie, a lieu presque invariablement du côté de la hernie ou du varicocèle.

Chez un individu atteint de hernie, la queue de l'épididyme enflammé peut se souder à l'intestin. — Une hernie réductible est transformée ainsi en hernie irréductible.

Ces adhérences s'établissent surtout lorsque l'intestin est dans la tunique vaginale, c'est-à-dire lorsque la hernie est congénitale.

En prévision de cette complication, il faudra, lorsqu'il y aura épididymite blennorrhagique avec hernie, maintenir dans l'abdomen pendant toute la durée des accidents inflammatoires, la portion du tube digestif qui a tendance à sortir.

Le varicocèle prédispose aux orchites à répétition.

L'épididymite blennorrhagique aggrave le varicocèle, elle amène plus aisément l'atrophie testiculaire, conséquence fréquente des varices du cordon.

Les connexions de l'épididyme avec l'intestin, s'il y a hernie, et avec les veines de la tige spermatique, s'il y a varicocèle, doivent engager à n'user qu'avec beaucoup de réserve et de prudence du traitement de l'orchite par la ponction de la tunique vaginale, ou le débridement de la membrane albuginée.

L'explication de la localisation de l'inflammation blennorrhagique à l'épididyme du côté d'une hernie ou d'un varicocèle est facile.

Le testicule dont le cordon est variqueux ou comprimé par une hernie, fait partie des lieux de moindre résistance accidentels (*locis minoris resistentiæ fortuiti*)

Dans les cas d'anomalies de l'appareil génital (macrorchidie, microrchidie, anorchidie, ectopies et inversions testiculaires), l'inflammation blennorrhagique siège presque toujours du côté de l'anomalie.

Cette prédilection de l'inflammation pour la glande épididymo-testiculaire anormale est compréhensible ; l'appareil génital mal conformé ou déplacé est compris dans les lieux de moindre résistance congénitaux (*loco minoris resistentiæ natales*).

La nature, la gravité, la soudaineté des symptômes de l'épididymite blennorrhagique iliaque ou inguinale ont pu faire croire à une affection très-sérieuse : péritonite, hernie étranglée, volvulus, iléus, entéralgie, coliques hépatiques ou néphrétiques.

L'épididymite blennorrhagique périnéale a simulé une hernie périnéale étranglée, un abcès péri-uréthral, une cowperite.

L'épididymite blennorrhagique dans les cas d'ectopies testiculaires, a donné lieu à tant d'erreurs de diagnostic, que l'on ne devra jamais entreprendre une opération sur une tumeur située dans la sphère génitale, avant d'avoir examiné le scrotum et l'urèthre.

Avant de ponctionner la tunique vaginale, il conviendra de s'assurer des rapports de l'épididyme et du testicule. On évitera ainsi de blesser le testicule, l'épididyme ou les vaisseaux comme cela a été vu dans les cas d'inversions testiculaires.

En raison de la possibilité d'une inversion mobile ou

changeante, l'examen de la glande devra être renouvelé au moment même de l'opération.

L'épididymite blennorrhagique paraît plus fréquente dans les cas d'anomalies du testicule ; elle s'est toujours terminée par résolution.

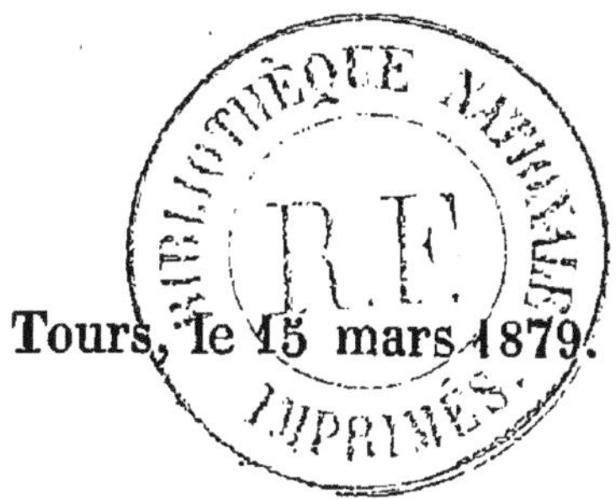

Tours, le 15 mars 1879.

TABLE DES MATIÈRES.

—

4582 — Tours, imp. Rouillé-Ladevèze, rue Chaude, 6.

www.ingramcontent.com/pod-product-compliance
Ingram Content Group UK Ltd.
Pitfield, Milton Keynes, MK11 3LW, UK
UKHW020444200726
13857UKWH00002B/567